Institutional Review Board :
Member Handbook

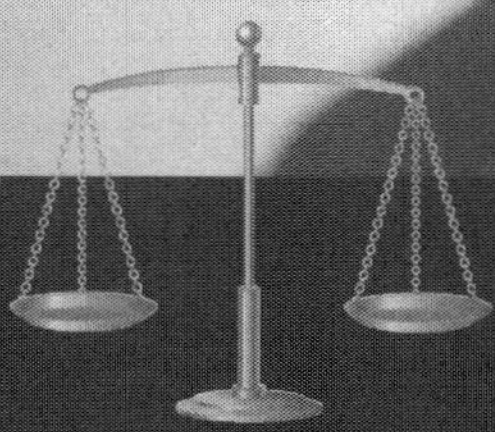

제3판

IRB 위원 핸드북

Robert Amdur · Elizabeth A. Bankert 공저
이경훈 · 정원희 · 조현인 공역

지코사이언스
GCO Science Publishing Co.

IRB위원핸드북
(Institutional Review Board: Member Handbook)

발행일 2015년 7월 30일 초판 1쇄
지은이 Robert Amdur, Elizabeth A. Bankert
옮긴이 이경훈 · 정원희 · 조현인
발행인 이윤아
발행처 지코사이언스

출판등록 제2-4387호
주소 서울시 서대문구 모래내로 211 대광빌딩 2층
전화 02-2279-9771
팩스 02-2279-9259

ISBN 978-93601-65-7 93190

값 10,000원

책을 발간하며

피험자의 권리와 복지를 보호하기 위해 처음 접한 복잡한 문제를 수고로이 들여다 보고 있을, 좀 더 나은 가치를 위해 시간을 쪼개 일일이 확인하고 있을, 그리고 어떤 결정을 해야 하는지 모를 상황에서 엄청난 용기를 내고 있을 IRB 위원들에게 바칩니다.

> 우리 모두 마음속으로 간직하고 있어야 합니다. 정복되지 못한 질병으로 인해 어찌할 바 모를 안타까움과 멈추지 않는 슬픔으로 눈물이 멈추지 않을 수도 있습니다. 다만 특정 질병을 치료하는 데 속도가 느리다고 하여 사회가 위태로워지지는 않습니다. 이와 달리 과학을 발전시키기 위한 맹목적인 질주는 도덕적 가치 하락으로 이어지며, 이는 공허한 메달로 이어질 뿐입니다. 도덕적 가지가 흔들리는 순간 사회가 혼란에 빠지게 될 것입니다. *

---

* Jonas H. 1970. "Philosophical Reflections on Experimenting with Human Subjects." In *Experimentation with Human Subjects*, edited by Paul A. Freund. New York: Grorge Braziller, pp. 16-17.

서론

IRB 위원이 되신 것을 축하합니다. IRB 업무는 여러 분야에 새로운 생각들로 가득차 있어, 의학은 물론 사회 과학에 관심이 있는 여러분에게는 매우 좋은 교육의 기회가 될 것입니다. 여러분이 IRB 회의에서 내리는 결정과 의견들은 연구에 참여하는 (또는 연구를 수행하는) 사람들에게 엄청난 영향을 줄 것입니다.

IRB 위원으로서 미션은 다음과 같습니다. 피험자의 권리와 복지를 보호하는 큰 틀에서 연구자의 연구 수행을 도와주는 것입니다. IRB가 어떻게 기능을 해야 하는지 모르는 사람들에게는 IRB 결정이 단순히 일반적인 상식(common sense)과 좋은 의도(good intentions)만 가지고 있으면 된다고 생각할 지도 모르겠습니다. 그러나 이는 틀린 말입니다. 연구 윤리와 제반 법령을 들여다 보면 볼수록 연구 과제 대부분이 이해하기 힘들거나 해결하기 녹록치 않는 윤리적 이슈를 가지고 있다는 사실을 발견하게 될 것입니다. 일반적인 상식과 좋은 의도가 IRB 업무에 필수적인 요소이지만 이것만 가지고는 어느 것 하나도 풀 수 없습니다. 구조적 접근(structured approach)이 필요합니다. 이를 통해 제출된 연구 프로토콜의 윤리적 측면을 평가하고, 특정 사안에 어떻게 투표를 할지를 기본 원칙을 명확히 이해하고 접근해야 합니다. 이 책은 IRB 위원으로서 어떻게 자리를 잡고 어떤 역할을 해야 하는지에 관한 내용을 담고자 했습니다.

2003년 1판이 출판되었으나, 이후 많은 IRB 위원들로부터 피드백을 받았습니다. 이후 도움이 되지 않는 몇몇 챕터를 삭제하거나 업그레이드하였습니다. 새로운 이슈인 IRB 위원의 이해갈등관계 부분과 IRB 심의 옵션에 관한 부분을 추가하였습니다. 개정판을 통해 파도처럼 다가오는 IRB 업무를 좀 더 열정적이고 재미있게 헤치고 나가길 바라며, 이 책이 피험자 보호를 위한 도구로 자리매김하길 소원합니다.

역자의 말

880여 페이지의 'IRB란 무엇인가' 를 출간한 것이 2011년이다. 이 후 연구자들을 위한 '연구 계획서 IRB 통과하기' 를 번역하여 2014년에 출판하였고, 이제 2015년을 맞아 요약집 성격인 'IRB 위원 핸드북' 을 세상에 내놓는다.

번역을 시작한 것이 2008년이니 번역서 3권을 완성하는 데 7~8년의 시간이 지났다. 지난 8년 동안 돌이켜 보면, 얼개는 이제 마련된 것으로 보인다.

IRB 교과서인 'IRB란 무엇인가' 를 모든 IRB 업무의 기본으로 삼으면 되고, 이후 바쁜 상황에는 'IRB 위원 핸드북' 을 간단히 확인하면서 IRB 업무를 보면 될 듯 싶다. 연구자 교육은 '연구 계획서 IRB 통과하기' 로 하면 된다.

아쉬운 게 있다면 이 모든 책은 번역서라는 점이다. 한국 실정에 맞지 않는 부분이 드물지 않게 나오고 한국적 윤리에도 약간씩 다르다.

물론 윤리적 가치도 글로벌화되어 한국적 윤리가 가당치 않다는 반론이 있을 수는 있으나, 각론에서는 민족별 시대별로 다름이 있을 수 밖에 없다.

한시 바삐 한국의 실정에 맞는 IRB 개론서가 나와야 할 시점이고 대한기관윤리심의기구협의회(KAIRB)의 역할이 중요해졌다.

마지막으로 자주 공석이 되는 IRB 위원과 보직 변경에 쉽게 노출되는 IRB 행정 직원의 심의 전문성과 업무 안전성을 확보하기 위해서는, IRB 위원과 행정 직원 자격에 관한 세부 내용이 빠른 시일내에 마련되어야 한다. 이를 위한 IRB 관련 문제 은행집 마련이 시급하며, KAIRB와 국가생명윤리정책연구원을 주목하게 된다.

2015. 7. 10

이경훈

차례

PART 3

특정 주제 (Specific Topics) · 73

저자 소개

Joseph S. Brown, PhD
Professor and Vice-Chair
Department of Psychology
University of Nebraska at Omaha
Omaha, NE

Marianne M. Elliot, MS, CIP
Department of the Navy
Human Research Protection Program
United States Navy
Washington, DC

Dean R. Gallant, AB
Director, Science Center
Executive Officer, Committee on the Use of Human Subjects in Research
Harvard University
Cambridge, MA

Bruce G. Gordon, MD, FAAP
Chairman, UNMC Institutional Review Board
Chairman, Joint Pediatric Institutional Review Board
Professor, Pediatric Hematology/Oncology & Stem Cell Transplantation
Univeristy of Nebraska Medical Center
Omaha, NE

Rachel Homer, BS

Children s Hospital Boston

Boston, MA

Jay G. Hull, PhD

Professor

Psychological and Brain Sciences

Dartmouth College

Hanover, NH

Thomas G. Keens, MD, CIP

Chair, Committee on Clinical Inverstigations (IRB)

Childrens Hospital Los Angles

Professor of Pediatrics, Physiology, and Biophysics

Keck School of Medicine of the University of Southern California

Los Angeles, CA

Sarh Khan

Medical IRB 2

Office for the Protection of Research Subjects

University of California, Los Angeles

Los Angeles, CA

Susan Z. Kornetsky, MPH, CIP

Diretor

Clinical Research Compliance

Children s Hospital Boston

Boston, MA

Gail D. Kotulak, BS

IRB Administrator

University of Nebraska Medical Center

Omaha, NE

Christopher J. Kratochvil, MD
Vice-Chair, IRB
Assistant Professor, Psychiatry
University of Nebraska Medical Center
Omaha, NE

Rachel Krebs, BS, CIP
Administrative Director
Office for Human Research Participant Program
Boston College
Chestnut Hill, MA

Linda Medwar, BS
Senior IRB Coordinator
Children s Hospital Boston
Boston, MA

Matthew Miller, MD, MPH, ScD
Associate Director
Health Policy and Management
Harvard Injury Control Research Center
Harvard School of Public Health
Brookline, MA

Paul B. Miller, Jd, PhD
Assistant Professor
Faculty of Law
Queen s University
Kingston, ON, Canada
Daniel K. Nelson, MS
Associate Professor and Director

Human Research Studies
School of Medicine
The Universtiy of North Carolina at Chapel Hill
Chaper Hill, NC

Robert Skep Nelson, MD, PhD
Pediatric Ethicist
Office of Pediatric Therapeutics
Office of the Commissioner, Food and Drug Administration
Washington, DC

Ernest D. Prentice, PhD
Associate Dean of Research, Professor, Co-Chair, IRB
Associate Vice-Chancellor for Ascdemic Affairs and Regulatory Compliance
University of Nebraska Medical Center
Omaha, NE

Thomas Puglisi, PhD
Deputy Chief Officer
Office of Research Oversight
Department of Veterans Affairs
Washington, DC

Michele Russell-Einhorn, JD
Senior Director
Office for Human Research Studies
Dana Farber Cancer Institute
Boston, MA

Laurie B. Slone, PhD
Assistant Professor

Department of Psychiatry
Dartmouch College
Hanover, NH

Charles Weijer, MD, PhD
Professor of Philosophy and Medicine
Canada Research Chair in Bioethics
Director, Joseph L. Rotman Institute of Science and Values
Department of Philosophy
University of Western Ontario
London, ON, Canada

역자 소개

이경훈

전남대 의대를 나와 2009년부터 대한기관윤리심의기구협의회 교육위원으로 활동 중이다. 2011년 'IRB란 무엇인가'를 정현희, 조현인 선생과 공동 번역하였고, 2014년 '연구계획서 IRB 통과하기'를 공동 번역 출판한 적이 있다. 현재 부천서울여성병원에서 난임 환자 진료를 하고 있다.

정현희

서울대 약대를 나와 2007년부터 삼성서울병원 IRB 위원으로 활동 중이다.

조현인

성균관대 약대를 나와 2005년부터 삼성서울병원 IRB 위원으로 활동 중이다. 2008~2012년까지 대한기관윤리심의기구협의회(KAIRB) 사무국장을 역임하였으며 현재 삼성서울병원 기관윤리심의사무국(IRB 사무국) 운영을 맡고 있다.

번역에 도움을 주신 분

김지선(전 국제백신연구소 IRB 간사, 현재 삼성서울병원 IRB 위원으로 활동 중)
이소진(전 NYU IRB 직원, 현재 삼성서울병원 IRB Analyst로 활동 중)
이민경(현재 삼성서울병원 IRB 직원으로 근무 중)
김은영(중앙대학교 약학대학 부교수, 현재 삼성서울병원 IRB 위원으로 활동 중)

PART 1

이 책의 목적

이 책의 목적

CHAPTER 1-1

Robert Amdur and Elizabeth A. Bankert

누구를 위한 책인가?

이 책은 기관위원회(Institutional Review Board; 이후 IRB) 위원을 위해 쓰여졌습니다.

어떤 도움을 줄 수 있을까요?

이 책을 통해 아래의 내용을 다룰 것입니다.

1. IRB 제도의 배경
2. IRB 토의에서 중점을 두어야 할 사항
3. IRB 회의 이전, 회의 도중에 IRB 위원이 해야 할 일

추가로 연구 과제를 승인하고자 할 때 사용해야 할 기준을 설명하고, 연구 과제에 따른 평가 가이드라인을 요약해 두었습니다.

알아야 할 모든 내용을 다 알 수 있나요?

아닙니다. IRB에 대한 모든 것을 알려주지는 않습니다.

IRB 위원으로서 업무를 진행하는 데 필요한 기본 정보만을 제공합니다. 이러한 이유로 다루지 않았던 생소한 상황들과 자주 마주칠 수 있습니다. 연구윤리와 법규는 계속해서 기준이 바뀌는 복잡한 분야입니다. 중요 IRB 쟁점들을 따라 잡기 위해서는 지속 교육이 필요합니다.

볼만한 추가 교육 자료는 무엇이 있을까요?

IRB 쟁점에 대하여 자세히 다룬 많은 출판물들은 이 책의 4장 교육 자료 목록에 추가해 두었습니다. 우선 미 피험자 보호국(Office for Human Research Protections(이후 OHRP)에서 무료로 보내주는 '연구대상자 보호하기(Protecting Human Subjects)' 란 비디오를 보실 필요가 있습니다. 이 비디오는 IRB 체계와 역사, 특정 연구 과제를 평가할 때 필요한 기본 원칙들에 대해 알려주고 있습니다. OHRP 웹사이트(http://www.hhs.gov/ohrp/)에서 찾아 볼 수 있습니다. 또 다른 자료로는 Institutional Review Board: Management and Function(IRB란 무엇인가?)이란 책으로, IRB 쟁점들에 대한 포괄적으로 다루고 있습니다. 저희가 'IRB란 무엇인가?' 란 책의 편집을 담당했으며, 연구 규제 관련 많은 전문가들도 참여해 주셨습니다. IRB 행정직원과 IRB 위원장이 대상이며, 'IRB란 무엇인가' 는 국내 온라인 서점에서 구입할 수 있으며, 원서는 http://www.jbpub.com 또는 http://www.amazon.com을 통해서 주문할 수 있습니다.

IRB에서 임무

CHAPTER 1-2

Robert Amdur

IRB 위원으로서 역할은 무엇일까요?

연구피험자의 권리와 복지를 보호하는 것이 IRB의 임무입니다. 이 목표에 따라 IRB 위원은 모든 결정을 해야 합니다. IRB 위원에게 가장 힘든 일은 피험자 보호와 관련은 없는 문제로 어수선해지는 것을 피하는 집중력입니다. 연구계획서를 검토할 때 집중할 수 있도록 스스로에게 아래의 질문을 던져 보십시오.

연구계획서 수정이 있어야 연구피험자 복지가 의미있게 개선되나요?

이 질문에 대답이 "아니오"라면 연구계획서를 변동없이 승인하십시오. 이 질문에 대한 답이 "예"라면 연구계획서를 수정없이 승인해서는 안됩니다.

IRB란 무엇인가?

IRB는 연구피험자의 권리와 복지를 보호하는 것이 1차 책임인 위원회로서, 무엇이 옳고 그른지 또는 무엇이 바람직한지, 바람직하지 않은지에 초점을 둔 윤리 위원회로서 기능을 합니다.

IRB는 미국식 이름으로 다른 나라에서는 연구윤리 위원회(Research Ethics Committee) 또는 윤리 심사 위원회(Ethical Review Board)와 같은 용어를 사용하고 있습니다. 모두 인간을 대상으로 하는 연구의 윤리적 측면을 평가하는 위원회입니다.

연구자 소속이나 연구 자금 출처에 무관하게 일률적으로 모든 연구를 검토하도록 요구하는 미국 법령이나 지침은 없습니다. 이러한 이유로 윤리 위원회 승인을 받지 않고 연구가 수행되는 경우도 있습니다. 연구계획서의 윤리적 측면을 심사하는 시스템을 조직 내에 마련했어도, 심사 절차나 승인 기준은 상황에 따라 그때그때 달라지는 상황들도 많이 발생됩니다.

IRB가 공식적으로 언급된 법령은 미 연방법(CFR, the code of federal regulations)이 유일합니다. 미 연방법에 대해서는 나중에 자세히 언급하겠습니다. 여기서는 연방 기관과 IRB가 어떻게 운영되어야 하는지를 알려주는 법령 정도로 알고 있으면 됩니다. 연방법에 따른 IRB 승인 조건은 2-7장 "1차 심의자 발표" 부분에 명시해 두었습니다.

미 보건복지부(U.S. Department of Health and Human Services: HHS)와 미 식약청(Food and Drug Administration: FDA)에서는 해당 기관이 관할하고 있는 연구를 수행하기 위해 필요한 IRB 승인 조건을 개별적으로 가지고 있습니다. 또한 연방법에서는 IRB 정의와 운영 방침, 절차에 관한 세부 기준을 제시하고 있습니다. 이 책에서도 IRB 업무 기준으로 미 연방법을 참고할 것이며, 미 IRB 체계 이외 다른 시스템에 대해서는 다루지 않을 것입니다.

현재 국내법규는 미국과 달리 연구 자금 출처와 무관하게 사람을 연구 대상으로 하는 연구는 모두 IRB 심의를 받도록 규율하고 있습니다.

1) 의약품 임상시험 : 약사법 제34조 제1항, 의약품 등의 안전에 관한 규칙 제30조 제1항, [별표4] 의약품 임상시험 관리기준
2) 의료기기 임상시험 : 의료기기법 제10조, 시행규칙 제13조 제1항, [별표 2의2] 의료기기 임상시험 관리기준
3) 1~2)에 해당하지 않는 인간대상 연구 : 생명윤리 및 안전에 관한 법률
4) 인체유래물 연구 : 생명윤리 및 안전에 관한 법률

IRB 제도의 간략한 역사

CHAPTER 1-3

Robert Amdur

1950년까지만 해도 미국 연방정부는 연구 수행을 규제하는 데 있어서 비교적 작은 역할을 수행해 왔습니다. 당시 연구 수행을 위해 IRB 승인을 의무화하는 연방 규정은 없었으며, 연구 수행에 대한 윤리적 기준을 일률적으로 적용하거나 채택하지도 않았습니다.

오늘날 상황은 매우 다릅니다. 연방 정부는 구체적인 기관 규정을 통하여, 연구 수행 과정의 모든 측면을 규제합니다. 연방 규정의 정책 및 절차는 생의학 및 사회 과학 연구 모두에 적용되며, 현대의 IRB 체계를 통해 연구 수행을 모니터링하도록 요구하고 있습니다.

어떻게 상당히 짧은 기간 동안 그렇게 적었던 규정에서 복잡한 규정으로 바뀌었을까요? 현대 IRB 제도의 역사 때문입니다. 이는 미국 언론, 지역사회 운동(community activism), 현대 과학 및 거대한 정부의 정치적 배경이 뒤엉킨 흥미로운 이야기입니다. 이 주제에 대해 별도의 책 한 권이 쓰여질 수도 있지만, 이 책에서는 간략히 검토만 합니다. 미국 역사 속 주요 획기적인 사건들에 대해 간략히 설명할 것입니다.

1948: 뉘른베르크 강령(NUREMBERG CODE)

뉘른베르크 재판은 제2차 세계대전 말 민간인 수감자들에게 반인도적인 범죄를 저지른 나치 지도자들을 법정에 세우기 위하여 열렸습니다. 재판의 주요 부분은 수감자들에게 연구목적을 위해 소름 끼치는 과정을 겪도록 강요한 나치

의사들에게 할애되었습니다. 검사는 반인도적 범죄자들을 기소하기 위해, 나치 피고인들이 문명사회의 근본적인 윤리 기준을 위반하면서 연구를 수행하였음을 입증해야 했습니다. 검찰 당국은 재판의 소송 중에 현재 "뉘른베르크 강령(연구에 참여하는 연구대상자의 기본적 권리를 존중하는 방식으로 연구가 수행되도록 하기 위한 기본 요건을 규정한 문서)"으로 불리는 문서를 발간했습니다.

뉘른베르크 강령의 전문은 OHRP 웹사이트(http://www.hhs.gov/ohrp/references/nurcode.htm)에서 확인할 수 있으며, 모든 IRB 위원이 이 문서를 읽을 것을 권장합니다.

뉘른베르크 강령은 이후 대부분의 윤리 규범[(헬싱키 선언(Declaration of Helsinki)과 같은 이후의 대부분 윤리 강령] 및 연방 연구 규정의 윤리 기준에 토대가 됩니다. 뉘른베르크 강령의 기본 요소는 다음을 필수 요건으로 합니다.

- 자발적이고 정보에 근거한 동의
- 적절한 위험/이득 분석
- 불이익 없이 철회할 수 있는 권리

1955: 위치타 배심원 연구

1950년대 초반, 시카고 대학의 사회 연구자들은 형사 재판에서 배심원들의 의사 결정 과정을 더 잘 이해하기 위하여 한 가지 시험을 해보았습니다. 이 연구는 재판에서 변호사 쇼맨십이 배심원의 평결에 중대한 영향을 미칠 수 있다는 가정이 깔려 있었습니다. 연구 방법은 캔자스 주의 위치타에 있는 형사 재판 배심원의 심의를 녹음하는 것이었습니다. 배심원의 행동에 영향을 주는 것을 막기 위해, 연구 프로젝트의 연구대상자라는 사실과 토론이 녹음되고 있음을 알려주지 않았습니다.

연구진은 계획대로 연구를 종료하고 그 결과를 유명 학술 포럼에서 발표하였습니다. 그러나 위치타 배심원 연구에 대한 대중의 반응은 호의적이지 않았습니다.

이 연구는 지역 신문에 의해 비난을 받았고, 곧 전국적인 논쟁으로 이어졌습니다. 쟁점은 이 연구의 세부 내용이 아닌, 개인 사생활 보호 및 비밀 유지가 매우 중요한 환경에서 연구 목적을 위해 사람을 속였다는 문제였습니다.

국회 청문회가 열렸고, 국회는 어떠한 환경에서도 배심원 심의를 녹음하는 것을 금하는 연방법을 통과시켰습니다. 위치타 배심원 연구가 미국 연구 규정의 역사에서 획기적인 사건이 된 두 가지 중요한 이유가 있습니다. 다음과 같습니다.

1. 좋은 의도를 가진 연구진의 행동일지라도 이로 인하여 부당하게 이용당하지 않도록 하기 위하여 미국 연방정부의 가이드라인이 처음으로 확립되었음을 보여줍니다.
2. 사회 제도의 온전함을 위태롭게 하지 않고서는 해결되지 않는 연구가 있다는 사실을 알게 된 첫 번째 사건이었습니다. '배심원의 심의가 제3자에 의해 관찰되고 있지 않는다'는 확신이 보장된 환경에서만 온전한 배심이 이루어질 수 있다는 것이 국회가 내세운 이론적 근거였습니다.

1962: 탈리도마이드 사건

탈리도마이드는 1950년대에 임신으로 인한 다양한 불쾌한 증상들을 치료하기 위해 사용하였던 약물입니다. 당시 환자에게 개발 중인 약물을 환자에게 권유할 때, 환자에게 알리는 것은 표준 업무가 아니었습니다. 탈리도마이드를 투여한 후, 자궁 내에서 노출된 유아들에서 심각한 성장 기형이 발생한다는 사실이 밝혀졌습니다. 이러한 사태에 대한 대중의 분노는 연구자가 개발 중인 약물을 투여하기 전에 잠재적인 연구대상자에게 동의를 받는 것을 요구하는 "식품의약품 화장품법"의 개정으로 이어졌습니다. 연방정부 기관의 규정이 최초로 상정되었기 때문에, 이 법안은 연구 규정 역사에서 획기적인 사건입니다.

1964: 미국 국립보건원(NIH) 윤리 위원회

1950년대 중반, 미국 국립보건원에는 임상 연구 수행을 감독하기 위해 임상 연구 센터가 설립되었습니다. 정책적으로 국립보건원 내에서 수행되는 모든 임상 연구라면, 윤리적 문제 심의에 중점을 둔 위원회 승인을 받도록 요구하였습니다. 전국에 있는 공공 및 사립 기관에서 동일한 변화가 비공식적으로 일어났으며, 지역 연구자들도 공식적인 윤리 심의 필요성을 인지하기 시작하였습니다. 윤리심의위원회의 활용에 있어 획기적인 계기는 1964년 미국 국립보건원장 James Shannon이 공공 보건 자금을 지원받는 연구라면, 모두 윤리 위원회 심의를 받도록 요구하는 시점입니다. 이러한 노력의 일환으로 인간 피험자를 대상으로 하는 모든 연구는 동일한 윤리 기준에 따라 수행되고 공식적인 절차를 따라야 하였습니다.

1964: 세계 의사협회 헬싱키 선언

1964년, 세계 의사협회는 인간이 연구 대상으로 참여하는 윤리적 연구의 기준을 제시하기 위하여 1948년의 뉘른베르크 강령을 기반으로 초안을 작성하고 핀란드의 헬싱키에서 모임을 가졌습니다.

2000년에 개정된 헬싱키 선언은 기본적으로 뉘른베르크 강령에서 제시한 기준과 다음의 두 가지 내용으로 구성되어 있습니다.

1. 연구대상자의 이익은 사회적 이익보다 항상 더 높은 우선순위에 두어야 한다.
2. 임상 연구에서 모든 연구대상자는 알려진 최상의 치료를 받아야 한다.

1966: 임상 연구의 윤리 및 New England Journal of Medicine

1966년, New England Journal of Medicine은 하버드 의과대학 마취과의 수석 의사 Henry Beecher의 "임상 연구의 윤리"라는 논문을 실었습니다. 이 논문에서 Beecher 박사는 저명한 의학 잡지에 게재된 유명 22개 논문을 조사하여, 개별 연구가 왜 비윤리적인지를 '충분한 정보에 근거한 동의 부족' 과 '연구 대상자 위험성 증가' 를 근거로 설명하였습니다. 미국 내 의학연구의 실정에 대한 그의 결론은 너무나도 명백했습니다.

> 실험에서 윤리적 규칙 위반으로 보이는 것은 결코 드물지 않으며, 거의 보편적인 것 같습니다......특히 나쁜 통념은 목적이 수단을 정당화한다는 관점입니다. 연구는 애초에 윤리적이거나 그렇지 않은 것입니다.......도대체 누가 연구자에게 순교자를 선택하는 신과 같은 권리를 주었단 말입니까? (Beecher,1966)

Beecher 박사의 논문은 연구윤리의 역사에서 획기적인 사건인데, 이는 존경받는 연구 공동체의 한 사람이 임상 연구 수행을 위한 윤리 기준을 개선할 필요성을 주장한 최초의 시도이기 때문입니다. 이 정도 길이의 논문은 현재 의학 문헌에서도 거의 볼 수 없습니다. IRB 위원이 효과적인 역할을 하기 위해 이 논문을 읽는 것이 반드시 필요한 것은 아니지만, 이 논문을 읽는다면 일반적으로 인정된 연구 절차에 의문을 제기할 수 있는 자신감과 통찰력을 갖게 될 것입니다.

1973: 보건 의료의 질 및 인간 실험에 대한 국회 청문회

1973년, 미국 상원의원 Edward Kennedy는 미국 내 의학연구의 수행과 관련된 윤리적인 문제들에 대한 국민적 관심에 따라 국회 청문회를 개최하였습니다. 청문회가 열리게 된 주요 기폭제는 연방 기금을 받고 있는 매독 자연사 연구 '터스키지 매독 실험' 에 대한 논란 때문이었습니다. 그러나 이 시기의 국회 활동은 생의학 및 사회과학 연구에서 도출된 많은 사건들의 결과로 보는 것이 더 정확합니다.

나머지 부분에서 연구윤리와 관련한 몇몇 사건들에 대해 간략히 기술할 것입니다. 국회의원들이 인간 연구대상자를 대상으로 하는 연구에 대해 연방정부의 감독을 확대할 필요성에 대해 논의할 당시에 생각했던 문제들에 대해 IRB 위원들도 느껴보도록 하기 위해서입니다.

윌로우브룩 간염 연구

1950년대, 간염 바이러스 감염에 관한 문제들을 파악하기 위하여, 뉴욕 주의 치료 시설인 윌로우브룩 주립학교에 거주하고 있던 정신 지체 아동들을 대상으로 일련의 연구들이 수행되었습니다. 윌로우브룩에서 거주하는 동안 간염에 감염되는 비율이 높았으므로, 간염 바이러스의 감염경로를 알고자 하는 연구 의도는 의문의 여지가 없었습니다. 미국 내 언론 및 전문 잡지로부터 논쟁을 불러일으킨 이유는 활동성 간염에 걸린 아이들의 분변에서 추출한 용액을 건강한 아이들에게 먹여, 의도적으로 간염에 감염시킨 연구 디자인 때문이었습니다. 부모들은 이 연구에 참여하지 않는다면 아이가 윌로우브룩에서 보살핌을 받을 수 없다는 이야기를 들었습니다.

유태인 만성질환 병원 연구

1960년대, 뉴욕 시에 있는 유태인 만성질환병원에 입원 중인 정신 착란 환자를 대상으로 일련의 연구가 수행되었는 데, 대부분의 환자는 만성 질환과 면역 질환을 앓고 있었습니다. 이 연구의 목적은 약화된 면역체계가 암의 확산에 어떤 영향을 주는지 알아보고자 하는 것이었습니다. 이를 평가하기 위해서, 살아있는 암 세포를 연구대상자의 혈관에 주입하였고, 환자 또는 환자의 가족들로부터 충분한 정보에 근거한 동의를 받지 않았습니다.

권위에 대한 복종 : 밀그램 연구

1960년대 초반, 심리학자인 Stanley Milgram 박사는 논쟁을 야기시키는 연구들을 계속해서 수행하였습니다. 밀그램 박사는 2차 세계 대전에서 나타난 홀로코스트의 대량 학살을 이해하고자 여러 연구들을 디자인하였습니다. 연구의 목적은 잔인하거나 비윤리적인 행동을 하도록 지시 받았을 때, 왜 권위자의 명령을 따르는지 이해하고자 하는 것이었습니다.

연구 대상자는 부정적 강화 요법이 학습에 미치는 영향을 평가하는 연구라고 속임을 당한 채로 연구에 참여하였습니다. 연구책임자는 연구대상자에게 학생 역할을 하는 사람이 질문에 틀리게 대답하면 전기 충격을 가하라고 지시하였습니다. 연구가 진행됨에 따라, 계속해서 더 강한 징벌 충격을 가하라고 지시를 받았습니다. 연구 결과 절반 이상의 연구 대상자가 학생 역할을 하는 사람이 심각한 고통을 표현했음에도, 치명적 손상 가능성이 있다고 생각한 강도의 충격까지 가하였습니다. 연구가 완료된 후, 연구대상자들은 연구의 진짜 목적과 본인이 보여 준 행동의 잠재적 의미에 대해 보고를 받았습니다. 연구대상자의 대다수는 관련 내용을 알게 된 후 깊은 고통을 느꼈다고 말했습니다.

San Antonio 피임 연구

1970년대 초반, 텍사스 주 San Antonio에 있는 피임 병원에서 여러 종류의 여성 피임약의 효능을 평가하는 연구가 수행되었습니다. 이 병원에 내원한 환자들은 대부분 피임약을 얻기 위해 달리 갈 곳이 없는 궁핍한 환자들이었습니다. 연구대상자들은 경구 피임약과 위약(가짜약) 중에서 무작위로 배정 받았으나, 자신들이 무작위 연구의 연구대상자이고, 효과가 없는 위약을 받을 수 있다는 정보를 제공받지 못하였습니다. 예상대로 위약군에서 원하지 않은 임신이 많이 발견되었습니다.

Tearoom Trade 연구

1970년대 초반, 사회 과학자인 Laud Humphries 박사는 공중 화장실에서 이루어지는 동성애 행위에 대한 연구를 수행하였습니다. Humphries 박사는 낯선 사람들이 동성애 행위를 하기 위해 모이는 공중 화장실 밖에서 망보는 사람(watch queen)의 역할을 할 수 있었습니다. Humphries 박사는 공중 화장실에 모인 사람들의 차량 번호 및 신원을 확인할 수 있는 정보를 기록하였고, 이 정보를 이용하여 그들의 이름 및 주소를 알아냈습니다. 이후 연구대상자의 집을 방문하여 자신을 면접관으로 소개한 후, 연구대상자의 배역과 가족 생활 정보를 수집하였습니다. 대다수의 연구대상자들은 동성애 행위에 대한 정보가 드러난다면 엄청난 충격을 받을 수 있는 상황에서 가족과 생활하고 있었습니다. 연구대상자들은 자신이 연구에 참여하고 있다는 것을 알지 못했습니다. 이 연구의 발표된 보고서 세부 내용의 수준은 일부 연구대상자의 신원이 노출될 수 있는 정도였습니다.

터스키지 매독 연구

1932년과 1972년 사이에 미국 공중보건부는 치료되지 않은 매독의 자연사를 평가하기 위한 연구를 지원하였습니다. 이 연구가 시작되었을 당시에는 매독에 대한 효과적인 치료법이 없었기 때문에, 해당 연구는 과학적으로 중요하고 윤리적 정당성도 고려된 것이었습니다. 그러나 돌이켜 보면, 연구대상자 집단이 우리 사회에서 가장 취약한 집단 중 하나였다는 점을 간과한 것으로 보입니다. 알라바마 주 메이컨 카운티에서 매독에 걸린 채로 살아 가고 있던 300여명의 빈곤하고 교육받지 못한 아프리카계 미국인 소작인들이 대상이었습니다.

이 연구는 이제 연구윤리 및 연구규정의 세계에서 악명이 높은 연구가 되었습니다. 이 연구 본부를 두었던 알라바마 주의 도시 이름을 따서 보통 터스키지 연구, 터스키지 매독 연구 또는 단순히 터스키지라고도 불리웁니다.

터스키지 연구대상자들은 그들의 상태 또는 참여하고 있는 연구의 특성에 대해서 충분히 이해하지 못하였습니다. 연구진 측의 연구대상자에 대한 기만이 비록 고의가 아니었을지라도 현실은 달랐습니다. 연구 대상자들은 자신들이 이로운 의학 치료를 받고 있다고 생각하였습니다. 또한 치료 없이 매독 질환의 진행 과정을 문서화하는 데 연구 목적이 있다는 사실을 이해하지 못했습니다.—

요추 천자와 같은 —검사 및 절차는 연구 목적을 위해서만 행해졌습니다. 연구를 담당하는 의사들이 매독의 치료에 페니실린이 널리 사용되고 효과가 있다고 알려진 이후에도 수년 동안 치료없이 연구대상자를 관찰하였습니다. 연구대상자의 착취라는 대중의 분노가 1972년에 연구자들이 연구를 중단하도록 하였습니다.

그토록 오랜 기간 동안 터스키지 연구가 연방 정부에 의하여 주도되었다는 사실은 연구윤리 및 규정에 대한 우리의 생각에 오랫동안 영향을 미칠 정도로 미국 연구 역사에 오점으로 기록되고 있습니다. 터스키지 연구의 윤리적 영향에 대한 논문 및 책들이 수없이 출판되었으며, 이는 연구 규정의 역사에서 획기적인 사건이 되었습니다. 이 연구는 벨몬트 보고서의 정의의 원칙을 발전시킨 주된 동력으로 작용하였습니다. 터스키지 연구에 대한 대중의 반응은 1974년의 국가연구법(National Research Act)의 통과를 이끈 촉매 역할을 하였습니다.

1974: 국가연구법(National Research Act) 및 IRB 제도

1973년 Kennedy 상원의원이 이끈 국회 청문회 이후, 기본적인 합의는 연구대상자의 권리 및 복지를 보호하기 위하여 연방 정부의 감독이 필요하다는 것이었습니다. 대중의 우려는 의학 또는 생의학 연구에 한정된 것이 아니었다는 점도 주목할 필요가 있습니다. 위치타 배심원 연구, 밀그램 연구 및 Tearoom Trade 연구는 국회 의원들이 사회 과학 연구도 추가적인 규제가 필요하다는 결론을 내리게 한 연구 활동 중 일부일 뿐입니다.

이 장은 질문을 던지는 것으로 시작하였습니다. 어떻게 1950년 연구에 대한 연방 정부의 감독이 거의 없던 때로부터 오늘날의 연방법 및 규정의 광범위한 제도에까지 이르게 되었을까요? 간단히 답하면, 1974년 국회는 미국 국민들에게 생의학 및 사회 과학 연구자들에 의해서 인간 연구대상자가 착취되고 있으며 정기적으로 피해를 입고 있음을 확신시킨 긴 목록의 사건들에 대한 응답으로 국가연구법을 통과시켰습니다. 국가연구법은 오늘날 우리가 연구를 규제하는 데 사용하는 기준 및 절차를 구체화하는 데 두 가지 역할 – 현대 IRB 제도를 확립하였고 생명의학 및 행동 연구 관련 인간 보호를 위한 국가위원회(National Commission for Protection of Human Subjects of Biomedical and Behavioral Research)를 설립 – 을 하였습니다.

현대 IRB 제도

1974년의 국가연구법은 인간이 연구대상자로 참여하는 연구를 규제하기 위하여 현대 IRB 제도를 확립하였습니다. 국가연구법은 인간을 연구대상자로 하는 대부분의 연구에서 IRB 승인을 요구하고 있으며, IRB가 연구를 심의할 때 따라야 하는 정책 및 절차를 정의하고 있습니다. IRB가 연구 수행을 승인하기 위해서 따라야 할 기준도 제시하고 있습니다.

이 핸드북의 다른 부분에서 언급한 바와 같이 IRB 위원들이 구체적인 규정, IRB 정책과 절차를 규제하는 연방정부에 초점을 맞추는 것은 중요하지 않습니다. 그러나 1974년의 국가연구법에 의하여, 1981년에 보건복지부가 최초로 주요 IRB 규정을 Title 45, Part 46 of the Code of Federal Regulations(45 CFR 46)에서 공포하였음을 이해하는 것이 중요합니다. 이 규정은 2001년 11월에 개정되었으며, 새로운 사고와 전문적인 주제들에 발맞춰 계속해서 만들어지고 있습니다. 1991년 17개의 연방정부 기관이 45 CFR 46에서 보건복지부 규정을 채택하였습니다. 이 규정은 대부분의 연방정부 기관들에서 공통적으로 적용하고 있기 때문에 45 CFR 46에서 보건복지부 규정은 Common Rule이라고 불리고 있습니다.

연방정부의 구조에 익숙하지 않은 사람들에게는 혼란스러울지 모르나, Common Rule 또는 연구에 대한 IRB 심의와 관련된 보건복지부 규정과 FDA 규정 사이에는 차이가 있습니다. FDA가 사실 보건복지부의 소속 기간이나, 보건복지부와 FDA는 인간 연구대상자가 참여하는 연구와 관련하여 각각 별도의 규정을 가지고 있습니다. FDA는 Common Rule에 서명하지 않았습니다. 다만 IRB와 관련된 보건복지부와 FDA 규정 사이의 차이는 미미하기 때문에, IRB 결정에는 거의 영향을 끼치지 않습니다.

생명의학 및 행동 연구 관련 인간 보호를 위한 국가위원회

1974년의 국가연구법에 의해 생물의학과 행동과학 연구 관련 연구대상자 보호를 위한 국가 위원회가 설립되었습니다. 1974년의 국가연구법 제정으로 이어진 논쟁과 청문회는 연구 수행을 위한 윤리 기준을 확립하는 것이 그리 간단한 문제가 아니라는 사실을 명확히 보여줬습니다. 국회가 구체적인 연구 규정을 마련하기는 하였지만, 입법 활동에 참여한 국회의원들은 무엇을 해야 할지 알기 어려운 상황들이 곳곳에 산재해 있다는 사실을 알게 되었습니다. 윤리적 판단이 어려운 환경에서 무엇이 반드시 행해져야 하는지를 명확히 하기 위하여, 1974년 생물의학 및 행동과학 연구 관련 연구대상자 보호를 위한 국가위원회라는 특별한 위원회를 만들었습니다. 윤리학계, 종교계, 법조계, 산업계, 의약계 및 다른 분야를 대표하는 다양한 그룹의 사람들로 구성된 위원회로 '흔히 국가위원회' 라고 합니다.

1975년과 1978년 사이에, 국가 위원회는 특정 인구 집단에서 수행되는 연구와 관련한 문제점을 규명하고 권고사항을 포함한 여러 개의 보고서를 발행하였습니다. 예를 들어 위원회는 소아, 임신부, 죄수 및 치매에 걸린 사람들을 참여시킨 연구에 대한 보고서가 있습니다. 이러한 집단별 보고서는 오늘날 우리가 취약한 환경의 집단에서 연구를 고려할 때 사용하는 윤리적인 뼈대를 형성하는데 중요합니다. 국가위원회의 권고사항에 발맞추어 연방 규정 및 다른 지침들이 개정되었습니다. 1978년, 위원회는 연구윤리 및 연구 규정에서 중요한 획기적 계기인 벨몬트 보고서를 발행하였습니다. 벨몬트 보고서는 다음 장의 주제입니다.

벨몬트 보고서 원칙

CHAPTER 1-4

Robert Amdur

벨몬트 윤리 원칙

첫번째 원칙: 인간 존중의 원칙

- 개인을 자율적 존재로 대해야 한다.
- 자기 결정권을 온전히 행사할 수 없는 사람은 보호해야 한다.

두번째 원칙: 선행의 원칙

- 다른 사람이 자신을 대해주기 바라는 것처럼, 다른 사람을 대해야 한다.

세번째 원칙: 정의의 원칙

- 연구 위험과 잠재적인 이득이 연구 이득을 얻을 사람들에게 공정하게 분배되어야 한다.

국가 위원회와 벨몬트 보고서

1974년 국가연구법에 따라 생명의학 및 행동연구 관련 인간 보호를 위한 국가위원회가 설립되었습니다. 인간 대상 연구 수행에 관련한 모든 상황에 적용될 수 있는 윤리 기준을 명확히 하고자 설립된 위원회였습니다. 죄수와 어린이와 같은 취약한 집단을 연구 대상으로 하는 연구에 관한 보고서를 발행한 후, 메릴랜드 주 볼티모어 근처 벨몬트 컨퍼런스 센터에서 기념비적인 모임을 가졌습니다. 1978년 인간을 연구 대상으로 하는 연구 수행에 기본이 되는 윤리 원칙에 관한 보고서를 발간하였고, 이를 벨몬트 보고서라고 합니다.

벨몬트 보고서는 연구계획서의 윤리적 문제를 평가할 때 기준으로 삼아야 하는 세 가지 주요 원칙을 명시한 8쪽짜리 문서입니다. 전문은 http://www.hhs.gov/ohrp/humansubjects/guidance/belmont.htm의 OHRP 웹사이트에서 찾아볼 수 있습니다.

첫번째 벨몬트 원칙: 인간 존중의 원칙

인간 존중의 원칙은 한 개인의 자기 결정권과 관련된 다음 두 가지 윤리적 신념을 하나로 묶어 둔 것입니다.

1. 개인을 자율적 존재로 대해야 한다.
2. 자기 결정권이 떨어진 사람은 보호해야 한다.

인간 존중의 원칙으로부터 나온 네 가지 조건이 있으며, 다음의 조건들은 IRB 승인 필요 조건이 됩니다.

1. 연구 참여에 대한 자발적 동의
2. 연구 참여에 대한 충분한 정보에 근거한 동의
3. 사생활과 비밀 보장
4. 불이익 없이 연구 참여 철회 권리

개인의 자율성과 자기 결정권

인간 존중의 원칙의 첫 번째 윤리적 신념에 따르면, 개인은 자율성과 자기 결정권을 가집니다. 즉 개인은 스스로의 운명을 결정할 권리를 가진다는 의미입니다.

두 번째 윤리적 신념은 자기 결정권이 제한된 개인의 보호를 포함하고 있습니다. 대표적으로 어린이는 지적 발달 상태와 사회적 법적 지위로 인하여 자율성이 제한되어 있습니다. 또한 죄수들도 기본적인 자유가 박탈되어 있어 자율성이 적습니다. 100% 명확히 사고할 수 있는 능력에 영향을 줄 수 있는 상황에 처해 있다면, 자신의 운명을 충분히 통제할 수 있을 만큼 전후 상황을 해석할 수 없어 자기 결정권이 위태로워집니다. 비슷하게 연구 참여로 인한 영향을 이해할 수 있는 교육을 받지 못한 경우도, 연구 참여 결정시 자신의 운명을 통제할 수 없습니다.

취약한 연구피험자

연구 관련 법에 따르면, '취약한' 이란 단어는 인간 존중의 원칙을 위반할 정도로 연구 참여에 관한 자기 결정권이 제한되어 있을 수 있는 사람을 의미합니다. 연구피험자가 취약하다는 것은 추가 보호 장치가 필요하며 제한된 자기 결정권을 가지고 있을 가능성이 있다는 의미입니다.

취약한 연구피험자 보호

인간 존중의 원칙에 대한 두 번째 윤리적 신념은 자기 결정권이 제한된 사람이 착취 받지 않도록 보호해야 한다는 것입니다. 자기 결정권이 제한되어 있을 가능성이 있는 사람을 연구에서 제외시켜야 할지는 매우 어려운 결정입니다. 연구 참여를 막는 것이 자기 결정권을 훼손하는 것으로 오히려 인간 존중의 원칙을 더 위반한 것이 될 수도 있습니다. 이처럼 인간 존중과 관련하여 문제가 상충할 때 연구피험자의 잠재적인 위험과 이득을 평가하는 판단 결정(judgment decision)이 필요합니다.

IRB와 연구자들은 자기 결정권이 제한된 사람을 연구에서 제외시키는 것뿐만 아니라, 피험자 보호 시스템을 향상시킬 수 있는 장치들을 개발해야 합니다. 예를 들어 연구피험자가 무능력자인 경우, 충분히 교육받고 적절히 동기 부여된 의사 결정 대리자(surrogate decision maker)를 이용하여 충분한 정보에 근거한 동의를 받을 수 있습니다. 또한 잠재적인 강제성이 높다면, 연구피험자를 대변할 수 있는 사람(an independent subject advocate)으로 하여금 동의 과정을 모니터링하도록 할 수도 있습니다. 정보 이해가 주된 쟁점이라면 연구대상자를 등록하기 전 피험자가 중요 정보를 이해했는지 점검하는 조항을 포함시킬 수도 있습니다.

강압적 또는 부적절한 영향 vs. 자발적 행동

인간 존중의 원칙을 시행하기 위해서는 '강제성' 의 개념을 이해하는 것이 중요합니다. 강제성(coercion)이란 자신에게 좋지 않은 일을 하도록 어느 정도(to some degree)로 또는 강하게(at least strongly) 강요받는 것을 의미합니다. 연구 관련 법에서 '부적절한 영향(undue influence)' 이란 용어는 강제성이란 개념을 설명하기 위하여 사용됩니다.

강제성은 일단 구체적으로 정의하기 어려운 개념입니다. 포르노와 같이 정의하기는 어려우나, 보게 되면 바로 알게 되는 것입니다. 월급 때문에 직장에 가도록 강요 받나요? '아니요, 그렇지 않습니다' 라고 답을 했다면 다음의 질문에 답해보십시오. 월급을 받지 못한다면 일을 그만둘 것인가요? 요점은 다음과 같습니다. 바로 윤리적인지 비윤리적인지 분명히 선을 긋는 게 불가능하다는 것입니다. 강제성을 정의하는 것도 마찬가지입니다.

연구 참여를 강요 받은 사람은 자기 결정권이 제한되어 있습니다. 그렇다면 비윤리적일 수 있습니다. 다른 예로, 연구에 참여하도록 부적절한 영향을 받게 된 경우도 자신의 운명을 통제할 능력이 상실된다는 것입니다. 의미 있는 강제성 또는 부적절한 영향이 없었다는 상황을 설명하는 데 반드시 필요한 요소가 "자발성"입니다. 인간 존중의 원칙에서 연구 참여 결정은 강제성이나 부당한 영향이 없이 자발적으로 이루어져야 합니다.

충분한 정보에 근거한 동의

윤리적 연구 수행에 근본이 되는 것이 "충분한 정보에 근거한 동의"입니다. 충분한 정보에 근거한 동의는 연구피험자가 연구에 참여하겠다는 결정으로 초래되는 결과를 이해한 후 참여에 자발적으로 동의했다는 의미입니다. 충분한 정보에 근거한 동의는 인간 존중의 원칙에서 파생된 필수 조건입니다.

동의를 자발적으로 할 능력이 없는 연구피험자를 대상으로 하는 연구 수행은 논란이 많은 주제 중 하나입니다. 연구피험자 당사자가 아닌 제3자의 허락을 통한 연구 수행에는 "대리 판단(substituted judgment)"이라는 개념이 깔려 있습니다. 즉 연구피험자가 지금의 상황에서 무엇을 원하는지 대리 결정을 하는 제3자가 알고 있을 것이라는 가정입니다. 그러나 이러한 가정은 많은 문제를 수반하고 있습니다. 이러한 이유로 충분한 정보에 근거한 동의를 할 수 없는 사람을 "취약"하다고 보고 있으며, 인간 존중의 원칙을 통해 피험자의 자기 결정권이 합당한 수준까지(to an acceptable degree) 보장되도록 적절한 보호 대책이 마련되어야 합니다.

사생활과 비밀 보장

사생활과 비밀 보장은 인간 존중의 원칙에서 나온 개념입니다. 사생활과 비밀 보장에 관한 주제는 대부분 연구피험자에 대한 잠재적인 피해와 당혹스러운 정보와 연관되어 있습니다. 1993년 미국 OHRP(인간피험자보호국)의 IRB 가이드북에 따르면, 사생활을 "자신의(신체적, 행동학적, 지적) 정보를 타인과 공유하는 정도와 시기, 환경을 통제하는 것"(OHRP, 1993, Chapter III)이라고 정의하고 있습니다. 비밀 보장이란 "개인의 신뢰의 관계 하에서 공개된 정보 처리와 허락 없이 당사자의 이해와 일치하지 않는 방식으로 공개되지 않을 것이라는 기대"로 정의됩니다(OHRP, 1993, Chapter III).

사생활과 비밀 보장은 인간 존중과 개인의 자기 결정권이라는 원칙에서 나온 사항입니다. 자신에게 피해를 줄 수 있는 정보에 누가 접근할 수 있는지 피험자가 통제할 수 있다는 것이며, 통상 사회적 피해자가 대부분입니다. 사생활 침해와 비밀 보장의 위반으로 개인의 명성 또는 재정 상태, 고용 상태 또는 보험 자격을 손상시키거나, 낙인 또는 차별을 야기하기 때문입니다.

두번째 벨몬트 원칙: 선행의 원칙

선행의 원칙은 연구피험자의 복지(well-being)를 보장해야 하는 의무를 규정하고 있습니다. 일부에서는 선행의 원칙을 단지 "해를 입히지 않는 것"이라고 말하나, IRB 의사 결정 관점에서는 단지 해를 입히지 않는 수준을 넘어서 잠재적인 연구 이득을 최대화하고 위험을 최소화하도록 하겠다는 신념과 책무로 생각하는 것이 나을 듯 싶습니다.

"선행"이라는 단어를 윤리 기본 원칙에 따르면서 좀 더 친숙한 용어로 옮긴다면 다음과 같습니다. 일부 IRB 위원들은 선행을 '연구대상자에게 친절히 대해야 하는 의무 또는 다른 사람들이 대해주기를 바라는 거처럼 다른 사람들은 대하는 의무' 로 생각하고 있습니다. 연구계획서를 평가할 때 선행의 원칙을 명심해야 하며, 구체적으로는 다음과 같습니다.

- 선행의 원칙을 지지하고 있는지를 판단하기 위하여, 다음의 질문을 해보아야 합니다. "연구피험자는 내가 대우받고 싶은 방식으로, 대우받고 있는가?"

선행의 원칙에 따르면 IRB 위원들이 연구 참여로 인한 잠재적 이득과 위해도 평가해야 합니다.

- 연구 위험은 개인 및 사회에 대한 잠재적 이득에 의하여 정당화되어야 한다. IRB는 개인에 대한 영향과 사회에 미치는 연구 영향 사이에 균형을 잡고 가치 판단(value judgment)을 내려야만 합니다. 벨몬트 보고서에서도 이와 같은 문제는 사례별로 해결되어야 하며 피할 수 없는 갈등이라고 인정하고 있습니다.
- 연구 위험은 최소화하고 잠재적인 이득을 최대화되도록 디자인되어야 합니다. 즉 연구계획서에서 언급한 과학적 타당성과 연구자 자질, 계획한 대로 연구를 수행하기 위하여 필요한 자원을 대체 방법과 비교하여 평가해야 합니다. 선행의 원칙에 따르면, 대조군 특징과 통계 검정력 계산과 같은 기본적인 연구 디자인도 평가하도록 하고 있습니다.
- 연구 수행과 관련된 판단에 비뚤림이 없도록, 이해 관계 갈등이 관리되어야 합니다. 이해 관계 갈등으로 연구와 관련된 중요한 판단에 편견이 발생할 수 있다면, 피험자 위험이 최소화되지 않은 것이기 때문에 선행의 원칙을 위반한 것입니다.

세번째 벨몬트 원칙: 정의의 원칙

정의의 원칙은 사회의 위험 분배와 관련이 있습니다. 이러한 이유로 인간 존중의 원칙이나 선행의 원칙보다 이해하는 것도 쉽지 않으며 적용하는 것도 어렵습니다. 터스키지 매독 연구와 같이 우리 사회의 취약한 집단 중 일부가 착취당한 연구로 인해, 벨몬트 보고서가 정의의 원칙을 규정했다는 사실을 이해하면 도움이 될 수 있습니다. 벨몬트 보고서에서 정의의 원칙은 다음을 설명하고 있습니다.

- 잠재적 연구 위험은 연구 이득을 얻을 수 있는 사회 구성원들 사이에 공정하게 부담되어야 한다.
  정의의 원칙을 적용하기 위하여 IRB는 연구 집단의 특징을 꼼꼼히 살펴 봐야 합니다.
- (연구 주제와 연관성과 타당성이 없는) 단순히 쉽게 모집할 수 있다는 이유 또는 피험자가 취한 상황 때문에, 특정 계층이나 개인 집단을 선별

하여 선택해서는 안된다. 벨몬트 정의의 원칙에 따르면 특별 보호 대상이 되는 집단으로, 복지 환자 또는 특정 인종, 소수 민족, 보호 시설 대상자가 해당된다.

위의 사항은 벨몬트 보고서에 기술된 정의의 원칙을 요약한 것입니다. 과거에는 포함되어서는 안 되는 연구피험자가 연구에 포함되는 것에 정의의 원칙이 인용되어 왔으나, 최근 들어 몇몇 단체들은 정의의 원칙을 다르게 해석하고 있습니다. 즉 연구 참여로 이득을 얻을 수 있는 계층을 제외시키는 것이 비윤리적이라는 주장입니다. 이러한 해석의 구체적인 예가 바로 3상 의약품 임상시험에서 가임 가능성이 있는 여성을 제외시키는 것과 성인이 주로 사용되는 의약품 임상시험에 어린이를 제외시켜 왔던 관행입니다. 이 두 관행으로 인해 현재 두 집단에서 해당 약제가 어떻게 적용되는지를 알 수 없게 되었다는 것입니다. 즉 이러한 연구 참여 배제로 연구 이득에서 제외되었으므로 정의의 원칙을 위반한 것이다는 주장입니다. 만약 이러한 해석을 수용한다면, 다음의 내용이 추가되어야 합니다.

- 연구 참여로 이득을 얻을 수 있거나 연구 결과가 적용될 가능성이 있는 집단이나 계층을 시스템적으로 배제해서는 안된다.

참고 문헌

Office for Human Research Protections (OHRP). (1993). *IRB* guidebook. Washington, DC: U.S. Department of Health and Human Services. Available: http://www.hhs.gov/ohrp/irb/irb_guidebook.htm.

IRB 심사 종류

CHAPTER 1-5

Robert Amdur and Elizabeth A. Bankert

IRB 심사 종류

IRB 심사에는 세 가지 종류가 있습니다.

IRB 심사 면제: IRB 심사에서 면제된 연구 과제는 지속 심사를 포함하여 법에서 정한 추가 심의가 필요하지 않습니다.

신속 심사: 신속 심사는 IRB 위원장 또는 1명 이상의 위원들에 의해서 개최될 수 있습니다. 연구 불승인 결정을 제외하고, 연구계획서 심사 때의 IRB 모든 권한을 행사할 수 있습니다. 정규 심사와 동일한 기준으로 심사를 진행하며, 지속 심의는 최소 일년에 한 번 이상입니다.

정규 심사: 전체 IRB 위원회 정족수의 과반수 의결로 IRB 결정이 이루어지며, 지속심사는 적어도 일년에 한 번 이상입니다.

연구피험자와 연구, 심사 면제와 신속 심사

이 책은 정규 심사에서의 IRB 위원 역할에 주된 포커스를 두고 있지만, IRB가 심의할 권한이 없는 연구 과제도 있고, 정규 심사 이외의 방식으로도 심사할 수 있다는 사실을 이해하고 있어야 합니다.

IRB 권한

미 연방법은 IRB에 인간을 연구 대상으로 하는 연구에 대해 심사 권한을 부여하고 있습니다. 따라서, 연구가 아닌 과제 또는 인간을 연구 대상으로 하지 않는 과제는 IRB 역할이 아닙니다. 연구와 연구피험자의 법적 정의에서 IRB 과제 검토가 시작되며, IRB 역할이 결정되는 지점입니다.

- **연구**: 일반화할 수 있는 지식을 발전시키거나 그에 기여할 수 있도록 고안된 연구 개발 및 시험, 평가를 포함한 체계적인 조사
- **연구 피험자**: 연구를 수행하는 연구자(전문가 또는 학생)가 (1) 개입 행위나 상호작용을 통해 얻어진 데이터 또는 (2) 식별 가능한 개인 정보를 얻고자 하는 살아 있는 사람

연구 과제가 IRB 심사 대상이라고 결정되면, 연구 특성에 따라서 심사 면제와 신속 심사, 정규심사의 세 가지로 심사가 진행될 수 있습니다. 대부분 IRB 사무국에서 어떤 종류의 심사로 진행할지를 결정합니다.

IRB 심사 면제가 가능한 연구계획서

IRB 심사 면제 결정이 이루어지면, 해당 연구 과제는 지속심사를 포함하여 더 이상의 심사가 이루어지지 않습니다. IRB 심사 면제 결정을 받을 수 있는 연구 과제는 다음 세 가지 분류 중 하나입니다.

1. 일반적인 교육 행위를 포함하면서, 이미 확립되어 있거나 일반적으로 인정되는 교육 환경에서 수행되는 연구
2. 교육 목적의 테스트(인식, 진단, 적성, 성취도), 설문조사, 면담 또는 대중행동 관찰을 사용하는 연구. 다만 다음의 경우는 제외됩니다. (i) 직접 또는 연구대상자와 연결된 식별자를 통한 방식처럼 정보 취득 방식이 연구대상자 신원을 식별할 수 있는 방식으로 기록된 경우, (ii) 연구대상자의 반응을 연구 이외의 상황에서 공개할 경우, 연구대상자를 민형사상의 위험에 노출하게 하거나 연구대상자의 재정, 고용, 명예에 손상을 줄 가능성이 상당히 있는 경우
3. 이미 존재하는 데이터 또는 문서, 기록, 병리학적 검체, 진단용 검체에 대한 연구이거나 수집을 하는 연구로, 해당 자원들이 공개적으로 사용

할 수 있는 것이거나, 연구자가 연구대상자를 직접 또는 연구대상자와 연결된 식별자를 통해 연구대상자를 식별할 수 없는 방식으로 해당 정보를 기록한 경우

신속 심사로 심의 가능한 연구과제[1]

신속 심사는 IRB 위원장 또는 한 명 이상의 경험 있는 위원들에 의하여 진행됩니다. 연구계획서를 심사할 때, 불승인 결정을 제외하고 IRB 모든 권한을 행사할 수 있습니다. 만약 제출된 연구계획서를 불승인하고자 한다면 정규심사로 넘겨야 합니다. 신속 심사 과정은 정규 심사와 동일한 기준이며, 다음 지속 심사 예정일은 최대 일년 이내이어야 합니다.

신속 심사로 연구 과제를 승인하려면, 해당 연구 위험도가 최소 위험 이하이어야 하며 다음의 중 하나를 만족시켜야 합니다.

1. 약물 및 의료기기 연구인 경우: 의약품 임상시험계획승인제도(IND)가 필요하지 않은 연구, 또는 임상시험용 의료기기 실시기준(IDE) 대상이 되지 않는 연구로 의료기기가 시판 허가된 적응증에 따라 사용되는 경우

2. 연구대상자에게 손가락, 뒤꿈치, 귀를 찔러 정맥 천자를 하는 방법으로 혈액을 채취하는 연구인 경우
   a. 110 파운드(49.8kg) 이상으로 건강하고 임신하지 않은 성인.
      8주 동안 채취한 혈액 총량이 550ml을 초과하지 않아야 하고 일주일에 3번 이상 이루어지지 아니한 경우. 또는
   b. 다른 성인이나 어린이의 경우[2].
      나이와 몸무게, 건강 정도, 채취 방법, 채혈할 혈액 양, 채취할 빈도를 고려해야 하며, 8주 동안 채취한 양이 50ml을 넘지 않거나, kg당 3ml을 넘지 아니한 경우. 그리고 일주일에 3번 이상 채혈이 이루어지지 아니한 경우.

---

[1] 신속 심사는 45CFR46.110에 나와 있는 자격 조건에 따라 IRB 위원장 또는 위원장이 지명한 한 명 이상의 경험 있는 심사 위원들에 의해 운영되는 인간 연구대상자를 대상으로 하는 연구의 심사를 말합니다.

[2] 미 보건복지부 법에서(45 CFR46.402(a)), 어린이는 "연구가 적용될 관련 법에 따라, 연구와 관련한 치료 및 시술에 동의할 법적 연령에 도달하지 못한 모든 사람"으로 정의됩니다.

3. 비침습적 방법으로 생체 시료를 전향적으로 수집하는 연구인 경우

4. 임상에서 일상적으로 시행하고 있는 비침습적 시술 방식을 이용하여 데이터를 수집한 경우(전신 마취 또는 진정 치료, X레이, 마이크로파를 이용한 시술은 제외). 의료기기를 이용하는 경우는 시판 허가(cleared/arpproved for marketing)를 받아야 한다.

5. 이미 수집되었거나, (의학적 치료 또는 진단과 같은) 비연구 목적으로만 수집 예정된 자료, 문서, 기록 또는 검체를 이용하는 연구

참고

국내 법규에 IRB심사에 대한 기술 내용은 많지 않습니다.

1. 생명윤리 및 안전에 관한 법률
   1) 신속심사 : 기술 없음
   2) IRB 심사 면제 : 제15조 2항
      미국과 비교하여 개념과 내용은 대체로 유사하지만 교육목적의 연구의 경우 국내법은 인간대상연구의 범위에 해당하지 않는 것으로 보는 것처럼 차이도 있습니다.
2. 의약품 임상시험 관리기준
   1) 신속심사 : 6.임상시험심사위원회, 가. 심사위원회의 업무, 11) 신속심사에 해당하는 경우의 예시만 기술
   2) IRB 심사 면제 : 기술 없음
3. 의료기기 임상시험 관리기준
   1) 신속심사 : 6.임상시험심사위원회, 가. 심사위원회의 업무, 10) 신속심사에 해당하는 경우의 예시만 기술
   2) IRB 심사 면제 : 기술 없음

PART 2

정규 심의
(Full Committee IRB Meeting)

정규 심의 참석 전 IRB 위원 업무

CHAPTER 2-1

Robert Amdur and Elizabeth A. Bankert

정규 심의에 참석하기 전

- 회의 개최 이틀 전에는 심의 자료를 검토하십시오.
- IRB 회의는 정보를 모으는 자리가 아닙니다. 문제점을 논의하고 결정을 내리는 시간입니다.
- 문제점에 대한 해답을 IRB 회의 전에 미리 마련해 두어야 합니다.
- 연구자 및 다른 IRB 위원들, 자문위원들과 IRB 회의 전에 연구계획서에 대해서 토의하십시오.
- IRB 회의 전, 연구자는 물론 다른 IRB 위원(필요할 경우엔 자문 위원)과 연구계획서에 대해 미리 토의해 보는 것도 괜찮습니다.
- 심의 과정을 원활히 하고자 연구자와 연구계획서에 대해서 토론하는 것을 주저하지 마십시오. 연구자와 IRB 사이의 상호 존중이 핵심입니다.
- 연구계획서에 걱정되는 곳이 있다면 회의 전에 IRB 위원장과 다른 위원들에게 알리십시오.
- 연구자가 IRB 회의에 참석해야 하는지 결정하십시오.
- 연구자가 IRB 심의 신청서나 동의서 문구를 변경해야 한다고 판단되면, 변경안을 작성하여 회의에 가져오시기 바랍니다.

이 장에서는 정규 심의(full committee IRB meeting) 전에 대부분의 IRB 심의가 이루어진다는 점을 강조하고자 합니다. 사안을 확인하고 평가하는 것은 시간이 많이 걸리고 복잡합니다. IRB 위원 업무를 효과적으로 수행하기 위해서는 IRB 회의 전에 해당 연구계획서를 확실히 이해하고 회의에 참석해야 합니다. 이 장에 나와 있는 가이드라인은 다른 심의(초기 심의, 변경 심의, 지속 심의)에도 적용됩니다. 일차 심의자(primary reviewer) 제도를 이용하는 IRB라면 심의 안건을 배정받은 IRB 위원들에게 해당됩니다. 피험자 보호를 위해 중요한 기여를 하고 싶다면 IRB 심의 황금률을 따라야 합니다.

- "IRB 회의 전에 모든 검토를 마치십시오."

IRB 심의 황금률을 직접적으로 따르기 위한 실제적인 지침들은 다음과 같습니다.

- 회의 개최 이틀 전에는 심의 자료를 검토하십시오.

심의 자료가 회의 전날 밤까지 전달되지 않았다면, IRB가 적절하게 운영될 수 없습니다. IRB 위원들은 회의 개최 1주일 전까지는 필요한 자료를 모두 받아야 합니다. "48시간"은 심의 자료 검토를 위해 보장되어야 할 최소 시간입니다.

- IRB 회의는 정보를 모으는 자리가 아닙니다. 문제점을 논의하고 결정을 내리는 시간입니다.

정규 심의 시간은 문제점을 깊이 토론하고 피험자 보호에 유의한 영향을 미칠 수 있는 어려운 결정을 내리는 데 사용되어야 합니다. 회의 전에 끝낼 수 있는 일들로 정규 심의 시간을 낭비하지 말아야 합니다.

- 문제점에 대한 해답을 IRB 회의 전에 미리 마련해 두어야 합니다.

해당 연구계획서에 미묘한 사항이 있는 경우, 사전에 추가 정보 제출을 요구하여 명확히 해야 합니다. 이러한 활동 모두를 IRB 회의에서 할 수 없습니다. IRB 위원장이 IRB 위원들에게 기대치를 미리 제시하는 게 바람직하며, 회의 전에 각자에게 배정된 자료를 검토해야 합니다. 해당 안건에 대해 어떻게 투표해야 할지에 대해, 충분한 근거 자료를 가지고 권고안까지 염두에 두고 회의에 참석해야 합니다.

- IRB 회의 전에 연구자 및 다른 IRB 위원들, 자문위원들과 연구계획서에 대해서 토의하십시오.

초기 심의(initial review)는 당연히 해당되며 복잡하거나 골치 아픈 종류의 안건에도 적용됩니다. 심의 연구에 대해 전문가인 위원이더라도 충분한 자료를 바탕으로 적절한 결정(informed determination)을 내리기 위해서는 다른 사람들과 의견을 나누어야 합니다. 심의 계획서에 대해 전문가 수준을 요구하고 있지는 않습니다.

- 연구자와 연구계획서에 대해서 토론하는 것을 주저하지 마십시오.

연구자와 IRB 심의자 사이의 협력적 상호작용(collegial interaction)은 매우 중요합니다. 이러한 과정을 통해 IRB 심사 과정은 원활하게 진행되며, 자체 IRB 심의 체계에 대한 존중 문화도 증진됩니다. 추가 자료를 얻거나 관련 사항을 명확히 하기 위해 IRB 위원들이 연구자에게 직접 연락하는 것을 IRB 위원장과 행정 간사는 적극 권장해야 합니다. 물론 추가 자료를 얻고 싶어도 연구자와 연락할 시간이 없거나 또는 그런 방식을 선호하지 않는 IRB 위원이 있다면 IRB 사무국이 중재 역할을 해야 합니다. 연구자가 IRB 심의자와 토론하는 것을 거부하거나, 중요한 윤리 문제에 대해 타당한 이유(justification)나 설명(clarification)을 요구하는 것을 비난하는 경우도 있습니다. 이것은 소속 기관의 의무이자 IRB가 위임 받은 피험자 보호 제도를 존중하지 않는 행위입니다.

- 연구계획서에 걱정되는 부분이 있다면 회의 전에 IRB 위원장과 다른 위원들에게 알리십시오.

회의 이전에 관련된 문제점과 우려 사항을 해결하기 위해 최선을 다해야 합니다. 그럼에도 전체 회의에서 토론해야 하는 사안은 존재하기 마련입니다. 논란이 있고 잠재적으로 골치 아플 것 같은 문제들과 사투를 벌이는 것이 일상적입니다. 이런 사안이 없다면 업무를 잘 수행하고 있지 않는 것입니다. 회의 전에 위원 스스로 해결할 수 없는 문제점라면, IRB 위원장과 다른 심의자에게 걱정이 되는 부분을 명확히 알려야 합니다. 다른 IRB 위원들이 정규 회의에서 충분한 정보를 가지고 논의를 진행할 수 있도록 해야 합니다.

- 연구자가 IRB 회의에 참석해야 하는지 결정하십시오.

책임 연구자가 첫 신규 IRB 심의 때는 반드시 참석하도록 요구하는 IRB도 있지만, 연구자 참석을 관례적으로 요구하는 것이 효율적이지 않다고 생각하는 IRB도 많습니다. 책임 연구자가 IRB 회의에 참석해야 하는지 애매할 경우, 일차 심의자 결정이 중요합니다. 연구자의 회의 참석이 유용할 것이라고 판단되면 연구자 참석을 요구해야 합니다. IRB 행정 간사는 가능한 한 여유 있게 시간을 참석 요청을 해야 합니다.

IRB 회의 참석을 연구자에게 요구하는 가장 흔한 이유는 사전에 해결할 수 없는 중요 문제를 논의하기 위해서입니다. 또 다른 이유는 논란의 여지가 없기 위해 IRB 위원보다 연구자가 직접 연구 계획서를 설명하는 것이 더 낫다고 생각되는 경우입니다. 연구자 회의 참석을 요청하는 경우, 회의 참석이 왜 필요한지 사전에 알려 주어야 합니다.

- 연구자가 IRB 심의 신청서나 동의서 문구를 변경해야 한다고 판단되면, 변경안을 작성하여 회의에 가져오시기 바랍니다

IRB 회의 시간은 복잡하거나 논란이 많은 문제들에 대해 집중적으로 사용되어야 합니다. 심의 신청서 질문에 응답이나 연구계획서 문구 변경을 이유로 심의 결정을 보류한다면, IRB 심의 절차에 대한 신뢰가 무너질 수 있습니다. 동의과정(consent process)과 동의 문서(consent document)는 다음 장에서 다뤄질 주제이지만, 동의서 표현을 가다듬는 데 시간을 낭비해서는 안됩니다. 문구 변경은 IRB 회의 이전에 연구자와 사전에 대부분 해결되어야 합니다. 필수 변경사항이 회의 이전에 이루어지기 어려운 경우라면, 연구자가 계획서를 어떻게 변경해야 하는지에 대한 명확한 권고안(explicit recommendation)을 가지고 회의에 참석해야 합니다.

신규 연구계획서 심사

CHAPTER 2-2

Robert Amdur, Susan Kornetsky, and Sarah Khan

신규 연구계획서 심사를 위한 시스템적 접근 방법

- 제출 서류 심사 순서(routine)를 미리 정합니다.
    1. 동의서를 읽어보세요. 하지만 메모를 하거나 고치려고 하지 마세요.
    2. 계획서 요약을 읽어보세요.
    3. 계획서와 별첨 자료를 이제 자세히 읽어보세요. 이제부터 필요한 사항은 메모하시기 바랍니다.
    4. 동의서를 다시 읽어보세요.
- 심사자용 점검 서식을 사용하십시오.

신규 계획서에 대한 초기 심사자로 배정되어 책상에 앉아 있는 당신을 그려보십시오. 정규 심의 며칠 전 IRB에 신청된 제출 서류를 검토하기 위해서입니다. 신청서와 연구계획서 요약, 연구계획 절차에 대한 문서, 동의서 등이 포함된 서류를 보고 있습니다. 먼저 무엇을 읽을지 심사 의견을 어떻게 구성할 지를 결정해야 합니다. 이 장에서는 심사 과정을 보다 효과적이고 효율적으로 할 수 있는 방법을 제시하고자 합니다.

신청 서류 심사에서 시스템적 접근 방법

신청 서류를 심사하기 위해서는 확립된 체계를 마련해 두어야 합니다. 어떤 사람에게는 잘 맞는 방법이 다른 심사자에게는 그렇지 않을 수도 있습니다. 본인에게 가장 잘 맞는 방법을 사용해야 합니다. 아래 심사 절차는 몇몇 저명한 IRB 심사자들의 방식입니다.

1. **동의서를 먼저 읽어보세요.**
   동의서는 잠재적인 연구대상자에게 쉬운 단어로 연구의 중요한 내용을 설명하기 위해서 만들어진 문서입니다. 그렇기 때문에 계획서에 쉽게 접근할 수 있는 좋은 자료가 되어 줄 것입니다. 처음 읽을 때에는 메모를 하거나 표현을 바로 잡으려고 하지 마세요. 지금 동의서를 읽는 목적은 연구 디자인를 전반적으로 파악하기 위해서입니다.

2. **연구계획서 요약을 읽어보세요.**
   동의서로 연구 개요를 파악한 후, 연구계획서 요약 자료를 살펴보세요. 연구계획서 요약은 IRB 심사 신청 시 제출하는 서류로서 연구자가 IRB 심사를 용이하게 할 수 있게 연구 중요 내용을 요약해 둔 것입니다.

3. **이제 연구계획서와 별첨 자료를 읽어보세요.**
   IRB 신청서에 기재된 정보를 구체적으로 확인할 수 있는 자료를 읽어보시기 바랍니다. 예를 들어 초기 심사자라면 연구 의뢰자로부터 연구계획서 전체를 받게 됩니다. 치료 방법이나 연구 절차를 뒷받침하는 과거 연구와 통계 검정력 분석, 세부 선정/제외 기준, 모집 공고문 등에 대한 정보를 읽어 보세요.

4. **다시 한번 더 동의서를 읽어보세요.**
   이번에는 연구자에게 제안할 수정 사항이나 질문 등을 기록하면서 읽어보시기 바랍니다.

IRB 심사자용 점검 서식

심사자용 점검 서식은 신규 연구계획서를 검토할 때 IRB 심사자가 평가해야 하는 주요 사항이나 질문들을 기재해 놓은 문서입니다. 점검 서식을 활용하면 심사를 체계화하여 어떤 사항을 심사하였는지, 또는 심사하지 않았는지를 확인할 수 있습니다. 또한 검토한 내용을 정규 심의 때 설명하는 데도 유용하며 깊이 있는 심의가 이루어졌다는 증빙으로 IRB 서류철에 보관될 수 있습니다. 자신만의 점검 서식을 만드는 경우도 있지만, IRB 사무국에 따라 동일한 점검 서식을 사용할 것을 요청하기도 합니다. 이러한 점검 서식이 너무 길거나 자세한 경우도 있습니다. 바람직한 점검 서식의 주목적은 다음과 같습니다. 심사를 용이하게 하고 심사 내용을 다른 IRB 위원에게 설명할 때 활용하기 위한 것입니다. 가능한 짧고 간단해야 합니다. 한 페이지로 만들어진 점검 서식 양식은 다음과 같습니다. 해당 정보가 왜 중요한지 명시하기 위해 항목마다 벨몬트 보고서 원칙을 굵은 글씨로 표기해 두었습니다.

IRB 초기 심사자용 점검 서식

연구과제 번호: ______________________

(필요하다면 이 페이지의 뒷면을 사용하세요.)

심사자: ________________ 심사일: ________________

연구 목적:

요약(배경, 시험군별 인원, 대조군, IND 등):

의뢰자:

연구자 자격 (적절한 자격을 갖추었나요? 이해상충이 있나요?) [**선행의 원칙**]

연구 모집군과 모집 방법

취약한 환경의 대상자(소아 등)를 포함하나요? [**인간 존중의 원칙**]

대상자 모집 (누가, 어디서, 어떻게?) [**선행의 원칙**]

지급 또는 보상 (강제성?) [**선행의 원칙**]

연구대상자 선정은 공평할 것 같은가요? [**정의의 원칙**]

취약한 피험자 보호 절차의 적정성 [**인간 존중의 원칙**]

충분한 정보에 근거한 동의(서면, 대리 등) [**인간 존중의 원칙**]

피임 [**선행의 원칙**]

(계속)

IRB 초기 심사자용 점검 서식 (계속)

유전자 검사/조직 보관 [**인간 존중의 원칙과 선행의 원칙**]
연구대상자나 담당 의사에게 연구 결과를 알려주나요?
연구에 등록하기 전에 위의 사항을 알려주나요?

비용(연구에 참여하지 않을 경우와 비교)
연구대상자가 비용 증가를 이해할까요? [**인간 존중의 원칙**]
연구대상자에게 증가된 비용을 강압적으로 받아들이도록 하나요? [**선행의 원칙**]

위험(연구에 참여하지 않을 경우와 비교) [**선행의 원칙**]
위험 등급을 매기면 (1) 최소, (2) 중등도, 또는 (3) 높음:

절대적 ________________________ 상대적 ________________________
위험 최소화 (적절한 대조군은?)

잠재적인 이득(대상자의 직접적인 이득 vs. 이타적 이득)

위험/이득 분석 [**선행의 원칙**]
위험은 최소화되고 잠재적인 이득의 관점에서 타당합니다.

비밀 유지 [**인간 존중의 원칙**]
개인정보 보호와 비밀 유지를 위한 방안은 적절합니다.

자료 관리 [**선행의 원칙**]
자료 모니터링은 어떻게 진행되나요?
연구 중지 원칙이 설명되었고 상세하게 기술되어 있습니다.

동의서 [**인간 존중의 원칙**]
연구대상자가 이해할 수 있게 필수 요소들이 정확하게 설명되고 있습니다.

심사자 평가표

심사자 평가표(worksheet)는 IRB 위원의 연구계획서 심사를 도와주는 도구입니다. 어떤 기관에서는 워크시트 사용을 권장하는 경우도 있고 일부에서는 평가표 사용을 강제하는 경우도 있습니다. 여기에서는 메사추세츠주 보스톤 어린이 병원에서 사용되고 있는 평가표를 소개하고자 합니다.

총 12개 부분으로 나뉘어 있습니다. 법령에 명시된 IRB 승인 기준을 각기 다루고 있으며, 고려해야 할 구체적인 질문과 기준을 제시하고 있습니다. 추가 일부 항목에서는 연구자에게 제기하는 질문이나 우려 사항을 적을 수 있도록 되어 있습니다. IRB 위원이 평가표 항목을 활용하여 개별 연구과제를 신속하게 심사 결정할 수 있도록 하고 있습니다.

심사자 평가표

서론과 구체적인 목적, 배경

- 구체적인 목적을 분명하게 명시하고 있나요?
- 해당 연구가 정당성을 확보할 수 있는 적절한 예비 자료가 있나요?
- 연구계획서가 적절한 정당성을 가지고 있나요?

과학적 디자인

- 제기된 질문에 해결책으로 과학적 디자인가 적절한가요?
- 주어진 기간에 연구 목적을 달성할 수 있나요?
- 과학적 디자인(예: 무작위 배정; 위약 대조군; 1, 2 또는 3상)이 기술되고 정당한가요?

연구대상자 선정/제외 기준

- 선정과 제외 기준이 분명하게 명시되었고 적절한가요?
- 여성 또는 소수민족, 어린이들이 포함되거나 제외되었다면, 정당한가요?
- 연구대상자 선택은 적절한가요?
- 연구계획서 선정과 제외 기준에 정의 원칙이 적절하게 녹아 들어가 있나요? 연구대상자 선정은 공평한가요?

연구대상자 모집

- 잠재적 연구대상자를 모집하는 방법이 잘 명시되어 있나요?
- 모집 과정과 장소, 시기는 적절한가요?
- 모집 담당자가 해당 절차를 수행하기에 적절한가요?
- 모집 관련 자료를 모두 제출하였으며 적절한가요?
- 피험자 모집 전 스크리닝 방법은 허용 가능한가요?

(계속)

심사자 평가표 (계속)

연구 절차

- 연구 절차의 이론적 근거와 세부 사항이 정확하게 설명되어 있고 납득할 만한가요?
- 연구 절차와 표준 치료 사이에 구별이 명확한가요?
- 절차를 수행하는 담당자는 적절한 교육을 받았나요?
- 절차가 수행될 장소는 적절한가요?
- 필요한 경우 연구대상자에게 연구 결과를 알려줄 수 있는 적절한 계획이 있나요? (임상적으로 의미있는 결과, 우울증의 위험, 자살의 위험, 우연히 발생되는 소견 등)

의약품 및 생물학적 제제, 의료기기

- 약품 허가 여부가 설명되었고 적절한가요?
  (임상시험용 또는 FDA 승인 의약품의 새로운 용도, FDA 승인 의약품의 적응증내 사용)
- 약품 용량과 투여 경로는 적절한가요?
- 약품 또는 의료기기의 안전성 및 유효성 자료가 현재 임상시험 단계에서 정당하고 충분한가요?
- 의료기기라면 유의한 위험(significant risk)인지, 유의하지 않은 위험(non-significant risk)인지 설명되었고 적절한가요?

자료 분석과 통계적 분석

- 계획된 연구대상자 수가 이론적 근거가 있고 타당한가요?
- 연구 중지 원칙과 시점(end points)을 포함한 자료와 통계적 분석 계획이 사전에 정해져 있고 적절한가요?
- 자료 안전성 모니터링 위원회(data safety monitoring board; DSMB)와 같이 자료 모니터링 방안이 적절한가요?

연구대상자에 대한 잠재적 위험과 불편 vs. 이득

- 위험과 이득이 적절하게 확인되고 평가되며 설명되나요?
- 잠재적 위험은 최소화되고 이득 가능성은 최대화되어 있나요?

- 연구를 진행할 수 있을 정도의 위험/이득 비율인가요?
- 어린이가 연구에 참여한다면 어느 법령의 위험/이득 분석에 해당되나요? 모든 법령에 맞게 기술되어 있나요?

연구대상자에 대한 보상과 비용

- 보상이나 상환 방법이나 비용이 합리적인가요?
- 연구대상자에게 손해가 될 수 있는 비용을 피할 수 있도록 적절한 대책이 마련되어 있나요? 연구대상자가 비용을 지불한다면, 이는 허용할만한 충분한 정당성이 있나요?
- 어린이나 청소년이 연구에 참여한다면, 누가 보상을 받게 되며 이는 적절한가요?

개인 정보 보호와 기밀 유지

- 연구대상자의 개인 정보를 보호하고 기밀을 유지하는 방안이 적절하고 명시되어 있나요?
- 자료 보관과 암호화 계획이 적절하고 명시되어 있나요?
- 식별자 사용이나 식별자 연결이 필요한가요? 이러한 정보는 어떻게 보호되나요?

충분한 정보에 근거한 동의/승낙

- 충분한 정보에 근거한 동의를 구성하는 모든 요소들이 포함되어 있나요?
- 동의를 얻는 과정이 적절하게 기술되어 있나요?
- 동의 외에도 승낙(assent)이 요구되나요?
- 동의 면제나 수정이 가능한가요?

그 밖의 쟁점

- 적절한 참고자료가 있나요?
- 다음 심의는 언제 이루어지나요? 만약 지속 심의를 해야 한다면, 심의 간격을 얼마로 해야 하나요?

동의 절차와 동의서

CHAPTER
2-3

Robert Amdur and Elizabeth A. Bankert

잠재적인 연구대상자에게 제공되어야 하는 정보

- 연구 목적과 절차
- 위험과 불편
- 잠재적 이득
- 대체 가능 절차 또는 치료법
- 비밀 유지 방안
- 연구 관련 손상 처리
- 추가 정보를 위한 연락처
- 자발적 참여와 불이익 없이 연구 참여를 중단할 수 있는 권리

해당 사항이 있을 경우, 제공되어야 하는 정보

- 예상하지 못한 위험
- 연구자에 의한 참여 중지
- 추가 비용
- 연구 참여 중지 조치 이후 절차
- 새로 발견되는 중요 정보 안내
- 대략적인 연구대상자 수

잠재적 연구대상자에게 연구 관련 정보를 제공하고 연구 참여 동의를 취득하는 것은 연구자 책임입니다. 동의 절차 시작과 성공적인 끝맺음은 연구자가 얼마나 성실하게 수행하느냐에 따라 달라집니다. 여러분은 '충분한 정보에 근거한 동의'가 쉽지 않다는 사실을 알게 될 것입니다.

연구자가 잠재적 연구대상자에게 적절한 정보를 제공하도록 보장하는 것이 IRB의 역할입니다. 이런 정보는 동의서에 대부분 기술되어 있으나, 이에 못지않게 동의를 얻는 절차에 대해서도 많은 관심을 가질 필요가 있습니다. 동의 절차와 동의서 모두 중요합니다.

동의 절차는 강제성과 부당한 영향에서 자유로운 환경에서 이루어져야 합니다. 동의에는 자발성(voluntariness)과 관련 정보 공개(disclosure of relevant information), 이해 확인(determination of comprehension)이 포함되어야 합니다. 연구자와 연구대상자 간의 지속적인 의사 소통이 연구 기간 내내 이루어져야 하며, 의사 소통을 높이기 위한 여러 도구가 개발되어 있습니다. 대표적으로 동의서 평가를 위한 피드백(Informed consent evaluation feedback tool; ICE-FT)이 있습니다. 이 피드백을 통해 동의 절차 이전은 물론 동의 중에도 잠재적 연구대상자에게 물어볼 질문들을 파악할 수 있습니다. 이를 통해 연구대상자와 연구자 사이의 의사 소통이 원활해져 연구대상자의 이해도가 향상될 것입니다.

동의서는 분명하고 간결하게 적혀 있어야 합니다. IRB 회의 시간에 동의서 내용을 수정하는 것은 효율적이지 않습니다. 문장을 가다듬는 것에 시간을 보내서는 안됩니다. 일차 심의자(primary reviewers)가 회의 전에 명확한 동의서를 준비하도록 해야 합니다.

연구자 집단에서는 연구대상자의 이해를 향상시킬 수 있는 동의서를 개발하기 위한 노력을 경주하고 있습니다. 그 중 하나가 연구 요약본을 동의서 앞부분에 포함시켜, 해당 연구를 일목요연하게 살펴볼 수 있도록 하는 조치입니다. IRB 행정 직원은 이러한 노력에 지속적인 관심을 가지고 있어야 하며, IRB 위원들에게 모범 운영 사례로 알려 주어야 합니다.

IRB는 여러 종류의 연구를 잘 이해하고 있어야 하며, 동의 절차와 동의서 모두를 최적화하도록 연구자와 협력해야 합니다. 연구자는 IRB에 제출하는 신청 양식에 맞추어 동의 절차에 대한 기술해야 하며, 다른 연구진에게 동의 취득 책임을 위임하였는지 여부도 명시해야 합니다.

다음은 IRB 위원이 동의서를 심의할 때 참고해야 하는 지침입니다.

- 충분한 정보에 근거한 동의(informed consent)라는 용어 대신, 동의서(consent document) 또는 동의 서식(consent form)이라는 용어를 사용하세요. '충분한 정보에 근거한 동의'란 실제 일어나는 행위를 의미합니다. 즉 연구대상자와 연구진 사이에 실제 진행되고 있는 의사 소통 과정을 말합니다. 충분한 정보에 근거한 동의란 문서가 아닙니다. 피험자 입장에서는 문서로 정보를 제공받았다는 것만으로 충분한 정보에 근거한 동의가 성립되었다고 볼 수 없습니다.
- 동의서에 사소한 변화를 주고 싶은 충동을 억제하세요. 동의서 표현을 약간 다르게 함으로써 개선할 수도 있습니다. 물론 동의서에는 다음에 논의될 내용이 분명히 기술되어야 합니다. 동의서 문구를 편집하고 가다듬는다고 해서, 연구대상자 보호 수준이 유의하게 향상되지는 않습니다. 동의서 내용을 변경할 때 다음과 같이 자문해 보시기 바랍니다. "이러한 문구 변화가 연구대상자 보호에 중요한 영향을 줄까?" 대답이 "아니오"라면 수정하지 마십시오.
- 동의서를 수정하고 싶다면, 회의 전 수정 내용을 서면으로 미리 정리해 두십시오. 사소한 수정 사항은 IRB 행정직원에게 바로 보내면 됩니다. IRB 회의 때 굳이 언급할 필요는 없습니다.
- 중요한 위험 요소를 추가하거나 잠재적 이득 가능성을 삭제하는 것과 같은 중요한 수정 사항이 있다면, 회의 전에 수정 사항을 연구자와 먼저 논의해 보십시오. IRB 회의 전에 쟁점 사항을 확인하여 모든 당사자들의 관점을 고려한 후, 결정을 내리는 것이 바람직합니다.
- 동의서는 평범한 단어(lay language)로 작성되어야 합니다. 쉬운 표현이 무엇인지 정의하기는 어렵지만, 잠재적 연구대상군이 중요 정보를 쉽게 이해할 수 있는 수준이어야 합니다. 중학교 2학년(8th grade) 수준으로 작성되어야 한다는 의견이 많습니다. 이러한 수준인지를 평가해 주는 문서 작성 프로그램들도 있으나 너무 인위적이어서, 많은 IRB에서는 무의미하다고 생각하고 있습니다. 동의서를 직접 읽어 보고 표현의 복잡성을 주관적으로 평가 내리는 것 이외의 대안은 없어 보입니다.
- 일차 심의자는 동의 절차와 동의서가 미 연방법(CFR) 필수 요소를 따르고 있는지 미리 확인해야 합니다. 미 연방법은 다음과 같이 8가지 필수 요소들을 열거하고 있습니다. 상황에 따라서는 6개의 추가 정보 제공을 요구하는 경우도 있습니다.

잠재적인 연구대상자에게 제공되어야 하는 정보

1. **연구 목적과 절차**: 연구(research)라는 내용과 연구 목적에 대한 설명, 연구대상자의 연구 참여 예상 기간, 연구대상자가 받게 될 절차에 대한 설명, 검증되지 않은 실험적 시술이 있다는 사실에 대한 내용
2. **위험과 불편**: 연구대상자에게 미칠 것으로 예측되는 모든 위험이나 불편에 대한 기술
3. **잠재적 이득**: 연구로 인해 연구대상자 또는 다른 사람들이 합리적으로 기대할 수 있는 모든 이득에 대한 기술
4. **대체 가능한 절차 또는 치료법**: 연구대상자에게 도움이 될 수 있는 다른 대체 가능한 절차 또는 치료법에 대한 기술
5. **비밀 유지를 위한 방안**: 연구대상자의 신원을 파악할 수 있는 기록의 비밀 유지 정도에 대한 설명
6. **연구 관련 손상의 처리**: 최소 위험 이상의 연구인 경우 손상 발생 시 연구대상자에게 주어지는 보상 유무와 치료 정도. 손상이 발생하였다면 어떤 종류의 보상과 의료 처치가 가능한지, 추가 정보는 어디에서 얻을 수 있는지에 대한 설명.
7. **추가 정보를 얻기 위한 연락처**: 연구 관련 질문과 연구대상자 권리에 대한 질문에 답을 얻기 위한 연락처와 연구 관련 손상 발생시 연락할 사람에 대한 기술
8. **자발적 참여와 불이익 없이 연구 참여를 중단할 수 있는 권리**: 연구대상자의 연구 참여 결정은 자발적인 것이며 원래 받을 수 있는 이득에 대한 손실이나 벌칙 없이 연구 참여를 거절하거나, 연구 중 언제라도 참여를 중단할 수 있다는 기술

아래 요소 중 연구대상자에게 해당되는 경우 제공되어야 할 정보는 다음과 같습니다.

9. **예상하지 못한 위험**: 특정 치료 또는 시술로 인해 현재로서는 예측할 수 없는 위험이 피험자에게 노출될 수 있다는 서술. 임신했거나 임신할 가능성이 있을 때 배아 또는 태아도 포함된다.

10. **연구자에 의한 연구 참여 종료**: 연구대상자의 동의와 무관하게 연구자가 연

구 참여를 중지시킬 수 있는 경우에 대한 설명

11. **추가 비용**: 연구 참여로 연구대상자가 부담해야 하는 모든 추가 비용

12. **연구 참여 중지 후 절차**: 연구대상자의 연구 참여 중지 결정 후 조치와 연구 참여를 끝내는 방법에 대한 설명

13. **새로 발견된 중요 정보 안내**: 연구 지속 참여 의지에 영향을 줄 수 있는 새로운 정보가 발견될 때 연구대상자에게 이를 알려줄 것이라는 서술

14. **대략적인 연구대상자 수**: 해당 연구에 참여할 대략적인 연구대상자 수

참고

국내 법규에 동의에 대한 기술은 다음과 같습니다.

1. 생명윤리 및 안전에 관한 법률
    1) 제16조(인간대상연구의 동의)
    2) 제37조(인체유래물연구의 동의)
2. 의약품 임상시험 관리기준/의료기기 임상 시험 관리 기준
    1) 7.시험자, 아.대상자의 동의

지속 심의

CHAPTER 2-4

Robert Amdur

지속 심사 가이드라인

- 피험자를 등록 중인지, 치료 중인지, 추적 조사 중인지 진행 상태를 확인합니다.
- 피험자 등록 인원이 초기 승인 피험자 수를 초과하였는지 확인합니다.
- 연구계획 변경 요구가 있다면 심의하고, 마지막 지속 심의 이후에 IRB가 추가 승인한 연구계획 변경 모두를 검토합니다.
- 연구가 계획대로 진행되고 있는지를 확인합니다.
- 계획서나 동의서에 변경이 필요한 예상하지 못한 문제가 발생하지 않았는지 확인합니다.
- 연구 개시 후 연구계획 수정이 필요한 정보가 새로 발견되지 않았는지 확인합니다.
- 해당 연구에 피험자 불만 사항이 보고되지 않았는지 확인합니다.
- 현재 사용되고 있는 동의서에 모든 개정 내용이 포함되어 있는지 확인합니다.
- 연구 중 발생하는 사건들이 적절한 연구 중지 기준과 변경 기준에 따라 평가되고 있는지 확인하기 위해 자료 모니터링 위원회에서 제출된 보고서를 검토합니다.

2007년 OHRP에서는 IRB 지속 심의 지침서를 개정한 바가 있어 2007 OHRP 지침서를 참조하였습니다.

실제적이고 의미 있는 지속 심사란 무엇인가?

지속 심사는 실제적이고 의미가 있어야 합니다. 미 연방 가이드라인에는 IRB 연구계획 승인에 맞는 엄격한 기준들이 기술되어 있습니다. 승인 기준에는 예상되는 위험과 잠재적인 이익, 충분한 정보 제공에 따른 동의, 피험자를 위한 보호 조치에 대한 IRB 결정 지침이 포함되어 있습니다. 이러한 기준에 충족되는지 여부는 초기 심의와 지속 심의 모두에서 확인되어야 합니다. 지속 심의의 경우, IRB의 이전 결정을 변경할 만한 새로운 내용이 다른 연구에서 또는 그 외 자료에서 발생했는지, 그리고 이러한 내용들이 피험자 위험과 관련한 정보인지 확인할 필요가 있습니다. 마지막 지속 심의 이후 발생된 '피험자 또는 다른 사람들에 대한 위험을 증가시킬 수 있는 예상하지 못한 문제'(이하 예상하지 못한 문제)에 대한 정보가 지속 심의에 반영될 것입니다.

신속 심의 대상이 아닌 연구를 지속 심의할 때, 모든 IRB 위원들은 연구계획서 요약과 연구 진행에 대한 경과 보고서를 받아 검토해야 합니다.

경과 보고서는 다음과 같은 내용을 포함합니다.

- 모집된 피험자 수
- 예상하지 못한 문제와 이상반응, 관련 정보에 대한 요약본(이러한 요약본에는 다음 내용이 간단히 서술되어 있습니다. 예상하지 못한 문제는 발생하지 않았으며, 이상반응은 연구계획서 및 동의서, 연구자 자료집(IB)에서 예상된 빈도와 중증도로 발생되었다는 내용)
- 지난 IRB 지속 심의 후 피험자의 연구 참여 동의 철회에 대한 요약
- 지난 IRB 지속 심의 이후 피험자의 연구 불만 요약
- 해당 연구와 관련한 최신 문헌 정보의 요약과 지난 IRB 지속 심의 후 연구계획 개정과 변경
- 다기관 임상시험인 경우 전체 현황 보고서
- 기타 정보(특히 연구와 관련된 위험에 대한 정보)
- 현재 사용 중인 동의서 사본과 새로운 동의서 사본

IRB 위원 중 최소 한 명(예: 일차 심의자)은 연구계획서 사본 전체를 받아야 합니다. 여기에는 IRB가 과거에 승인한 변경 내용이 포함됩니다. 또한 IRB 위원이 요청할 경우에는 IRB 회의 개최 전이나 회의 중에 전체 연구계획서 파일과 관련 IRB 회의록에 접근할 수 있어야 합니다.

다음은 IRB가 현재 사용 중인 동의서를 검토할 때 확인해야 하는 내용입니다.

- 현재 승인되어 사용 중인 동의서나 개정 동의서가 정확하고 완전한지 여부
- 45 CFR 46.116(b)(5)의 HHS 규정에 따라, 피험자의 연구 참여 지속 의지에 영향을 줄 수 있는 새로운 중요 정보가 피험자에게 제공되는지 여부.

현재 승인되어 사용 중인 동의서나 개정 동의서에 대한 검토는 정해진 시기에 지속 심의에서만 이루어져야 합니다. 다만, 해당 동의서 변경이 필요한 새로운 정보가 있을 때는 필요할 때마다 검토되어야 합니다.

DSMB 또는 DMC, 의뢰자에 의해 모니터링 되는 다기관 임상시험을 지속 심의할 경우, 추가 고려 사항은 무엇입니까?

이전에 언급한 대로, IRB 지속 심의에서는 예상하지 못한 문제와 이상반응, 해당 연구와 관련된 최신 문헌 조사가 가장 중요합니다.

다기관 임상시험에 참여하는 연구자는 통상적으로 이상반응과 관련한 연구 정보를 신속하게 이용할 수 없습니다. 이 때문에 IRB에 이상반응에 대해 요약 보고서를 제출하기 어렵습니다. 이 점을 OHRP에서 충분히 인식하고 있어야 합니다. 또한 모니터링 기관(예: 의뢰자, 코디네이팅 센터나 통계 기구, DSMB/자료 모니터링 위원회[DMC])에서 해당 임상시험을 관리 감독하고 있다면, 기관 연구자는 모니터링 기관으로부터 제공받은 최신 보고서를 지속 심의에 제출해야 합니다. 이는 OHRP 권장 사항입니다. OHRP는 해당 보고서에 다음과 같은 내용을 더 포함할 것을 요구하고 있습니다.

(1) 모니터링 조직이 어떤 정보(전체 연구에서 발생한 이상반응 보고, 중간 분석(interim findings), 연구 관련 최신 문헌)를 검토했는지에 대한 기술
(2) 검토 일시
(3) 모니터링 조직의 해당 정보에 대한 의견

이전 승인된 계획서에 따라 피험자 안전을 위한 자료 모니터링 계획과 조건이 의도한 대로 진행되고 있는지 확인하는 것이 IRB 지속 심의의 핵심입니다(예: IRB는 이전 승인된 계획서에 명시되어 있는 모니터링 보고서를 제출하도록 연구자에게 요구할 수 있습니다).

참고

국내 법규에 지속 심의에 대한 기술은 다음과 같습니다.

1. 생명윤리 및 안전에 관한 법률 : 기술 없음
2. 의약품 임상시험 관리기준, 의료 기기 임상시험 관리 기준
   1) 6. 임상시험심사위원회, 가.심사위원회의 업무, 4) 1년에 1회 이상 검토를 수행하여야 한다. 이 경우 검토 주기는 대상자에게 미칠 수 있는 위험의 정도에 따라 심사위원회가 정한다.

참고 문헌

Office for Human Research Protections. (2007). *Guidance on continuing review*. Available:http://www.hhs.gov/ohrp/humansubjects/guidance/contrev0107.htm

연구계획서 변경

CHAPTER 2-5

Robert Amdur

연구계획서 변경 심의 가이드라인

1. 변경 내용을 다음과 같이 분류합니다
    - 행정 절차와 관련된 세부 사항
    - 피험자 선정/제외 기준
    - 검사 빈도와 방법
    - 결과 변수(treatment parameters)
    - 연구계획 중지와 변경 기준
    - 동의 문서(consent document)
    - 피험자 모집 절차
2. 해당 변경으로 인해 현재 등록된 피험자에 대한 위험이 증가되는지 여부를 판단합니다.
3. 해당 변경으로 인해 앞으로 등록될 피험자에 대한 위험이 증가되는지 여부를 판단합니다.
4. 동의서 또는 관련 문서가 함께 변경되어야 하는지, 변경 내용을 반영하여 변경된 동의서 또는 관련 문서가 제출되었다면 해당 내용이 적절한지 판단해야 합니다.
5. 현재 등록된 피험자로부터 동의를 다시 받아야 하는지를 판단합니다.
6. 해당 변경으로 인해 현재(또는 미래의) 피험자들의 위험이 증가된다면, 해당 연구를 새로운 IRB 초기 심의로 진행해야 하는지 판단해야 합니다.

연방법에 따르면 모든 변경 사항은 시행 전 IRB 승인을 받아야 합니다. 최소 위험 정도의 변경 사항도 신속 심의 대상입니다. 피험자 위험을 증가시키거나, 사소한 변경 이상의 변경 사항은 정규 심의에서만 논의되어야 하기 때문에 정규 심의 회의 때 계획서 변경 건을 별도의 심의 안건으로 배정해 IRB 위원들이 따로 다루어야 합니다.

계획서 변경 승인 기준은 초기 심의 기준과 동일합니다. 제출된 동의서 변경 내용도 초기 심의 시 동의서에서 요구되는 기준들을 모두 충족시켜야 합니다. 변경 내용을 심의하기 위해 별도의 서식을 사용하는 IRB가 많이 있습니다.

다음은 연구계획서 변경 심의 시 IRB 위원들이 중점을 두어야 하는 주요 사항들입니다.

1. 변경 내용이 다음 중 어디에 해당합니까?
    - 행정 절차와 관련된 세부 사항(연구자, 연락처 변경 등)
    - 피험자 선정/제외 기준
    - 검사(Testing) 빈도 또는 방법(새로운 설문 추가, 채혈 빈도의 증가 등)
    - 결과 변수(treatment parameters)
    - 연구계획의 중지 및 변경 기준
    - 동의 문서
    - 피험자 모집 절차(사례금 지불 일정, 피험자 모집 광고 등)
2. 해당 변경으로 인해 현재 등록되어 있는 피험자에 대한 위험이 증가되나요? 아래 답변 중 하나를 선택하세요.
    - 피험자에 대한 위험을 증가시키지 않습니다.
    - 피험자에 대한 위험은 최소 위험입니다.
    - 피험자에 대한 위험은 최소 위험 초과입니다.
3. 해당 변경으로 인해 앞으로 등록될 피험자에 대한 위험이 증가되었습니까? 아래 답변 중 하나를 선택하세요.
    - 피험자에 대한 위험을 증가시키지 않습니다.
    - 피험자에 대한 위험은 최소 위험입니다.
    - 피험자에 대한 위험은 최소 위험 초과합니다.

4. 변경 내용이 동의서 또는 관련 문서와 무관하지만, 해당 변경 내용을 반영하여 동의서 또는 관련 문서를 함께 변경해야 하나요?

5. 현재 등록된 피험자들로부터 동의를 다시 받아야 하나요? 그렇다면 어떻게 진행할지 방법이 기술되어 있습니까?

6. 해당 변경 내용으로 인해 현재(또는 미래) 피험자들에 대한 위험이 증가된다면 해당 연구를 새로운 IRB 초기 심의로 진행해야 하는 게 더 낫나요?

자료와 안전성 모니터링과 이상반응 보고

CHAPTER 2-6

Robert Amdur and Elizabeth A. Bankert

이상반응 보고(adverse event reports)에 대한 IRB 심의

- 피험자 안전을 위해 수집된 자료들에 대한 모니터링이 적절히 이루어질 수 있도록 연구계획을 확인하는 게 IRB의 역할입니다.
- 예상하지 못한 문제이거나, 관련성(possibly related)이 있거나, 이전에 알려진 수준보다 더 높은 위험이 피험자에게 노출될 것으로 판단되는 사건들은 IRB에 보고되어야 합니다.
- 연구 참여 위험/이득 수준을 평가하고 연구 집단에서 관찰되는 사건/반응(event) 빈도를 예상되는 빈도와 비교 평가합니다.
- 연구계획서나 동의서 변경이 필요한 경우입니까?
- 현재 등록된 피험자에게 재동의를 받아야 하는 경우입니까?
- 이상반응 발생으로 인해, 면밀한 연구 모니터링을 하기 위해서 IRB 지속심의 빈도나 심의 수준을 변경해야 하나요?

미 연방법에는 연구자나 의뢰자, FDA(미국 식품의약품안전청), IRB의 이상반응 보고 의무가 기술되어 있습니다. 보고 의무 사항은 각기 상이하며 의약품과 의료기기 보고 규정도 동일하지 않습니다.

필요한 경우 피험자의 안전을 위해 수집된 자료의 모니터링이 적절히 이루어질 수 있도록 연구계획을 확인하는 것이 IRB의 중요한 역할입니다. IRB가 자료 안전성 모니터링 위원회(DSMB)의 역할을 해야 한다고 법령에 기술되어 있지는 않습니다. 2007년도까지는 너무 많은 이상반응 보고로 IRB가 감당하지 못하는 상황이었으나, 다행히 OHRP에서 '피험자 또는 다른 사람에게 위험을 줄 수 있는 예상하지 못한 문제(Unanticipated Problem Involving Risks to Subjects or Others: 이하 UPIRSO)들에 대한 검토 보고 안내서' 라는 이상반응 보고 가이드라인을 개정한 바가 있습니다. 최근 FDA에서도 해당 주제에 대한 가이드라인을 발표한 바가 있습니다. 중요한 정보를 포함하고 있으므로 주의 깊게 검토되어야 합니다.

OHRP 가이드라인에서는 적절한 자료 안전성 모니터링 플랜에 포함되어야 할 요소를 다음과 같이 제시하고 있습니다.

1. 수집되어야 하는 자료나 사건의 종류
2. 예상하지 못한 문제와 이상 반응 관련 자료를 수집하여 자료 모니터링을 담당할 주체
3. 각자[예: 연구자, 의뢰자, 조정 센터(coordinating center)나 통계 전문자(statistical center), 독립적인 의료인, DSMB/DMC, 기타 기구]가 수행해야 할 역할
4. 모니터링 기간에 이상 반응과 예상하지 못한 문제를 보고해야 하는 기한
5. 모니터링 규정에 따른 수집 자료와 사건 평가 빈도
6. 특정 조치가 필요한 경우, 해당 상황에 대한 정의나 연구 시작 또는 중지 기준
7. IRB 및 의뢰자, 연구자, 그 밖의 관련 당국에게 모니터링 기관 검토 결과를 알리는 절차

IRB에서 특정 자료 안전성 모니터링 계획을 승인하면, IRB 사무국은 정보를 수집하고 이상반응 보고와 관련된 서식을 사용하여 IRB 심의 절차를 도와 주어야 합니다. IRB 심사에 필요한 정보를 수집하기 위해 다음 두 가지 서식을 사용할 수 있습니다.

(1) UPIRSO 보고 서식

(2) 중대한 이상반응 보고와 예상하지 못한 이상 의료기기 반응 보고 서식

수집 정보는 다음과 같습니다.

- 보고된 이상반응이 예상하지 못한 문제인지, 연구와 관련될 가능성이 있는지, 피험자가 이전에 알려진 것보다 더 높은 수준의 위험에 노출될 수 있는지에 관한 확증
- 이상반응 상세 내용
- 이상반응 발생 장소(해당 기관 또는 타 기관); 이전에 보고된 이상반응에 대한 추적 보고인지 여부
- 이상반응 발생으로 다른 피험자들을 보호하기 위한 조치가 필요한지에 대한 의견. 필요하다면 필요 조치의 내용과 긴급성에 대한 기술이 있어야 함.
- 이상반응 발생으로 동의서나 연구계획서 변경이 필요한지 여부에 대한 의견. 필요하다면 필요한 변경 내용에 대한 기술이 있어야 함.
- 현재 등록된 피험자들에게 알려야 할 내용인지에 대한 의견. 피험자 고지가 필요하다면 고지 절차에 대한 기술이 있어야 함.

임상시험과 관련한 중대 이상반응 보고와 예상하지 못한 이상 의료기기 반응 보고 서식에는 중대성 정도(seriousness)와 이상반응 관련 상세 정보가 포함되어야 합니다. 또한 연구자 자료집(Investigator's brochure)에 포함되어 있는 정보인지도 검토되어야 합니다. 연구자 답변을 물어야 하는 항목들과 이러한 답변에 대한 IRB 심의 항목이 뒤따릅니다.

그럼에도 이상반응 보고 가이드에 약간의 혼란이 있습니다. 연구 대상 집단에서 예상 가능한 이상반응이 IRB에 보고되는 경우가 흔하다는 것입니다. 예상했던 문제이므로 이러한 이상반응들은 IRB 검토 대상이 아니지만, 검토 양식을 통해 중복적으로 검토하는 것은 중요 쟁점을 명확하게 하는데 유용할 수도 있습니다. 동의서나 연구계획서 요약에 기술되어 있는 이상반응이라면, 연구 시작 전에 예상 가능했던 문제입니다. 발생 빈도까지는 예상할 수 없지만, 일부에서는 이러한 이상반응이 발생할 것이라는 사실은 예상할 수 있습니다.

이상반응이 동의서에 기술되어 있는 문제인지 확인해야 하는 이유는 동의서 변경에 대한 내용과 재동의를 받아야 하는 사안인지 여부를 결정하는 데 IRB의 이상반응 심의가 들어가기 때문입니다.

다기관 임상시험이라면 원내 발생인지 타기관 발생인지 구분이 중요합니다.

원내 이상반응이란 해당 IRB가 직접적으로 책임지고 있는 기관에서 발생한 문제입니다. 타기관 이상반응이란 해당 IRB가 관여하지 않는 기관에서 발생한 문제입니다.

기존의 많은 문헌에서는 보고된 이상반응이 연구 참여와 관련이 있는 문제인지 그렇지 않은 문제인지를 구분하는 것이 중요하다고 주장하고 있으며 중요한 쟁점이라고 할 수 있습니다. 이상반응 모니터링의 중요 포인트는 연구 참여 위험 수준을 변화시킬 만한 이상반응을 검토하는 데 있습니다. 연구 관련 법규 및 연구윤리의 관점에서 보았을 때, 이상반응(adverse event)이란 용어는 연구 참여로 인해 발생하거나 발생할 가능성이 있는 반응만을 지칭합니다. 분명하게 연구 참여와 관련이 없는 문제라고 한다면, 연구윤리에 영향을 미치지 않으므로 IRB에 보고되거나 연구 관련 법규 대상이 되지 않아야 합니다.

예상 빈도와 관찰 빈도의 비교

- 이상반응이 연구 참여 위험/이득 수준에 미치는 정도를 확인하기 위해서 연구 대상군에서 해당 이상반응이 관찰되는 빈도와 예상되는 빈도를 비교할 필요가 있나요?

만약 답이 "예"라면, 다음 질문에 답하십시오.

- 피험자의 복지를 보호하기 위해, 합당한 개인이나 단체가 이상반응의 관찰 빈도와 예측 빈도 비교를 적절한 주기로 평가하고 있습니까?

만약 답이 "예"라면, 다음 질문에 답하십시오.

- 이상반응을 적절히 평가하기 위해 누가 비교 평가를 하고 있습니까?
  책임 연구자 ________________;
  자료 모니터링 위원회 ________________ ;
  독립된 자료 안전성 모니터링 위원회 ______________

이상반응의 관찰 빈도와 예측 빈도 비율을 계산하는 것으로 해석만 가능하다는 개념은 언뜻 이해하기 어려울 수도 있습니다. 많은 IRB와 연구자들은 이런 방식으로 생각하는 데 어색해 합니다. 그러나 산발적인 이상반응에 대한 IRB 심의에는 한계가 있다는 점을 이해할 필요가 있습니다. 연구 참여로 인한 주요 위험 대부분은 전혀 알려지지 않은 독성이 발현되기보다는 예상 가능한 독성이나 이상반응이 예상 빈도보다 더 높게 발생되어 나타납니다.

예를 들어 심장 마비 발생 후 생존율 향상을 위해 개발된 임상시험용 의약품을 기존의 표준 요법에 더하거나 빼는 방식으로 비교하는 무작위 배정 임상시험을 생각해 보십시오. 위의 연구 참여의 위험은 연구 약물이 유해한 작용을 하여 생존 기간을 감소시키는 것입니다. 그러나 개별 이상반응 보고로 사망률이 증가하는지 평가하는 것은 IRB에서 불가능에 가깝습니다. 빈도 계산을 하는데 필요한 분모를 IRB가 가지고 있지도 않으며, 통계 비교를 수행하는 데 이용할 수 있는 자료도 없으며, 연구 대상 집단에서의 관찰과 예상 빈도를 비교할 수 있는 전문성도 가지고 있지 않습니다. IRB에서 이러한 정보를 얻을 길도 없으며 구하려고 시도하지도 않을 것입니다.

미 연방법에서 요구하는 것은 다음과 같습니다. 연구 참여자 복지를 보호하기 위해 자료 모니터링 규정이 연구계획 내에 마련되어 있는지 IRB가 확인해야 한다는 것입니다. 그러나 여러 가이드라인을 보면 여러 연구에서 IRB에 그런 역할을 기대하지 않는다고 명확하게 설명하고 있습니다. 초기 심의 시 IRB는 다음의 역할을 하면 됩니다. 피험자 안전성의 관점에서 연구책임자나 자료 모니터링 위원회(DMC), 독립된 자료 안전성 모니터링 위원회(iDSMB)가 지속적으로 자료 모니터링을 하는지 확인하고 모니터링 과정의 세부 사항들이 적절한지 확인하는 것입니다. 다기관 시험이나 대규모 임상시험이라면 이상반응 보고에 대해 실질적인 IRB 심의를 하기 위해, 이상반응에 대한 모니터링 역할을 누가해야 하는지 IRB에서 결정해야 합니다. 이는 IRB가 아닌 기관이어야 합니다.

위험 이득 변경

- 해당 이상반응으로 현재 연구에 등록되어 있는 피험자의 연구 참여 위험/이득 수준에 의미 있는 변화가 발생하나요?
- 만약 연구 참여 위험/이득 수준의 변화가 있다면, 연구 참여 위험을 최소화하기 위하여 연구계획서(연구 방법, 선정/제외기준 등) 변경이 요구됩니까? (연구 중지 또는 종료 포함)

만약 이상반응이 연구 참여 위험/이득 수준을 변경시킨다면, 연구계획서 또는 동의서를 변경해야 하는지 결정을 해야 합니다. 다음의 질문을 고려해 가면서 연구자 답변을 숙고한 후 IRB 자체 결정을 내려야 합니다.

- 연구 참여 위험을 최소화하기 위해 연구계획서의 변경이 요구됩니까?
- 이상반응을 다루기 위해, 동의서가 변경되어야 합니까?
- 현재 등록된 피험자들로부터 재동의를 받아야 하나요?
- 이상반응의 발생으로 연구를 더 면밀하게 모니터해야 하며, 이를 위해 IRB 지속 심의 빈도나 심의 수준에 변화가 있어야 하나요?

IRB 행정 간사와 IRB 위원장은 관련 서식을 검토하고 초기 심사 결과를 문서화하여 보관해야 합니다. 다음 중 하나의 결론으로 이어집니다. (1) 더 이상 조치가 필요하지 않음, (2) 정규 심의가 요구됨, (3) OHRP로 보고되어야 함, 또는 (4) 추가 심의를 위해 정보가 더 요구됨.

참고

국내 법규에 이상반응 보고 심의에 대한 기술은 다음과 같습니다.

1. 생명윤리 및 안전에 관한 법률
   1) 제11조(기관위원회의 구성 및 운영 등) 제4항
   2) 제17조(연구대상자에 대한 안전대책)
2. 의약품 임상시험 관리기준
   1) 5. 임상시험의 계약 및 임상시험실시기관, 임상시험실시기관의 장은 심사위원회의 업무 수행을 위하여 다음의 사항을 정한 표준작업지침서를 작성하여야 한다.
      (1) 예상하지 못한 중대한 이상약물반응에 관한 사항
      (2) 대상자의 안전성이나 임상시험의 실시에 부정적인 영향을 미칠 수 있는 새로운 정보에 관한 사항
   2) 6. 임상시험심사위원회, 가. 심사위원회의 업무, 11) 심사위원회는 다음의 어느 하나에 해당하는 경우에는 신속심사를 하여야 한다.
      가) 제8호러목*에 따라 보고받은 이상약물반응에 대한 조치
3. 의료기기 임상시험 관리기준
   1) 5. 임상시험의 계약 및 임상시험실시기관, 나. 임상시험실시기관의 장, 3) 임상시험실시기관의 장은 심사위원회의 업무 수행을 위하여 다음의 사

항을 정한 표준작업지침서를 작성하여야 한다.

자) 시험책임자가 심사위원회에 신속히 보고해야 하는 다음의 어느 하나에 해당하는 사항에 대한 보고 절차 및 조치 방법

(1) 피험자에게 발생한 즉각적 위험 요소의 제거를 위하여 임상시험계획서와 다르게 실시하는 임상시험에 관한 사항

(2) 피험자에게 위험을 증가시키거나 임상시험의 실시에 중대한 영향을 미칠 수 있는 변경에 관한 사항

(3) 예상하지 못한 중대한 이상의료기기반응에 관한 사항

(4) 피험자의 안전성이나 임상시험의 실시에 부정적인 영향을 미칠 수 있는 새로운 정보에 관한 사항

2) 6. 임상시험심사위원회, 가. 심사위원회의 업무, 10)

심사위원회는 다음의 어느 하나에 해당하는 경우에는 신속심사를 하여야 한다.

가) 제8호러목*에 따라 보고받은 이상반응에 대한 조치

* 제8호러목(이상약물(의료기기)반응의 보고): 의뢰자가 시험자, 심사위원회, 식약처에 보고하는 기준으로, 의뢰자의 심사위원회 보고는 시험책임자가 심사위원회에 보고하지 않았거나 보고한 사항을 변경할 필요가 있는 경우만 해당합니다.

1) 의뢰자는 시험자, 심사위원회(시험책임자가 심사위원회에 보고하지 않았거나 보고한 사항을 변경할 필요가 있는 경우만 해당한다) 및 식품의약품안전처장에게 중대하고 예상하지 못한 모든 이상약물(의료기기)반응을 다음의 구분에 따른 기한까지 보고하여야 한다.

가) 사망을 초래하거나 생명을 위협하는 경우: 의뢰자가 해당 사실을 보고받거나 알게 된 날부터 7일 이내. 이 경우 의뢰자는 이상약물(의료기기)반응에 대한 상세한 정보를 최초 보고일부터 8일 이내에 추가로 보고하여야 한다.

나) 그 밖의 중대하고 예상하지 못한 이상약물(의료기기)반응의 경우: 의뢰자가 해당 사실을 보고받거나 알게 된 날부터 15일 이내

2) 의뢰자는 1)에 따라 보고한 이상약물(의료기기)반응의 추가적인 정보가 있는 경우에는 해당 이상약물(의료기기)반응이 종결(해당 이상약물(의료기기)반응이 사라지거나 추적조사가 불가능하게 되는 것을 말한다)될 때까지 보고하여야 한다.

1차 심의자 발표

CHAPTER 2-7

Robert Amdur and Elizabeth A. Bankert

1차 심의자 발표 지침

- 심의 검토 사항과 요약 발표는 1~2분 이내에 끝낸다.
- 심의 양식(review form)에 따라 본인이 작성한 내용을 읽도록 한다.
- 얼마나 많은 검토를 했는지 보여주기 식의 발표는 자제한다.
- 2차 심의자는 이전 심의자와 달리 의견이 불일치한 내용을 중심으로 발표한다.
- 1차 심의자와 2차 심의자 모두 발표를 마친 후에 질의 응답 시간을 갖는다.
- 투표 방향을 언급하면서 요약 내용을 정리한다.

IRB가 효과적으로 운영되기 위해서는 체계화된 양식을 사용하여 IRB 위원의 심의 내용을 발표하는 게 중요합니다. IRB 심의 유형(신규, 지속, 변경, 이상반응 보고)에 따라, 맞춤 구성된 양식을 사용해야 합니다. 이러한 방식을 통하면 심의자가 관련 내용을 평가하고 발표하는 데 도움이 됩니다. 이 장에서는 IRB 위원이 심의 내용을 어떻게 발표할지에 대한 지침을 제시하고자 합니다.

- 심의 검토 사항과 요약 발표는 1~2분 이내에 끝낸다.

정규 심의 전, 모든 IRB 위원들은 제출된 심의 서류와 주요 문서 모두를 받아볼 수 있어야 합니다. 1차 심의자가 제출된 연구계획서를 요약하여 발표하는 것으로 시작합니다. 이 발표는 심의 중요 사항을 요약 정리하는 게 목표입니다. 1차 심의자가 해당 발표를 완료한 후, 위원들 간의 논의가 시작되어야 합니다.

- 심의 양식(review form)에 따라 본인이 작성한 내용을 읽도록 한다.

회의 개최 전 잘 만들어진 심의 양식(review form)을 사용하여 심의 정보를 체계적으로 정리해야 합니다. 이후 정식 심의에서 심의 내용을 양식에 따라 발표하는 것이 가장 최선의 방법입니다.

- 얼마나 많은 검토를 했는지 보여주기 식의 발표는 자제한다.

수준 높은 1차 심의자라도 초기 심의에는 많은 시간과 노력이 들어갑니다. 경우에 따라서는 연구책임자 또는 자문 위원과 사전 논의를 미리 해야 하며, 관련 문헌 고찰을 진행하거나, 이해하기 어려운 연구계획서 정보를 사전에 확인하고 명확히 하는 작업을 선행해야 합니다. 심의를 진행하면서 겪게 되는 어려움과 노력들을 발표하면서 자세하게 설명하고 싶어하는 것은 어찌 보면 당연합니다.

IRB 쪽에서는 1차 심의자가 심도 깊은 심의를 수행하길 원하고 또한 이에 대해 감사한 마음을 가지고 있습니다. 그러나 효율적인 IRB 심의를 위해서는 요약 정보만으로 충분합니다. 물론 연구계획서 개별 항목을 평가하기 위해 검토했던 사항들과 고민했던 복잡한 쟁점들을 설명하면 안 된다는 의미는 아닙니다. 일차 심의를 하면서 제기된 중요한 사건들을 다른 위원들에게 설명해야 하며 이를 심의 양식(review form)으로 문서화하는 것은 중요합니다. 여기엔 할애했던 시간(significant time factor)도 포함됩니다. 다만 심의 내용을 요약하여 전달해서 1차 심의자가 겪었던 시간과 노력을 다른 위원들이 다시 경험하지 않도록 해야 하며, 위원회가 사실을 기반으로 충분한 정보에 근거한 결정을 내릴 수 있어야 합니다.

- 2차 심의자는 이전 심의자와 달리 의견이 불일치한 내용을 중심으로 발표한다.

복수의 1차 심의자에게 동일 안건이 배정된 경우, 다음 심의자는 이전 심의자와 의견이 일치하지 않는 부분과 추가 언급이 필요한 사항만 발표하면 됩니다. 2차 심의자가 자신의 평가 의견을 제시하는 방식은 다음과 같습니다. 우선, 본인이 고려한 중요 쟁점 사항들에 대해서만 언급하는 방식, 또는 이전 심의자가 발표한 정보에 동의하는지 아니면 동의하지 않는지를 언급하는 방식입니다. 만약 의견 차이나 다른 해석이 제시되면, 해당 내용을 회의에서 자세히 설명해야 합니다.

- 1차 심의자와 2차 심의자 모두 발표를 마친 후에 질의 응답 시간을 갖는다.

1차 심의자 발표 후 바로 위원들은 자신의 이해를 높이기 위해 질문하기를 원하는 경우가 대부분입니다. 그러나 1차/2차 심의자가 심의 내용을 모두 설명한 후 다른 IRB 위원들과 논의를 하고 질문을 받도록 회의 절차를 기획하면, 좀 더 효율적으로 IRB 회의를 진행할 수 있습니다.

- 투표 방향을 언급하면서 요약 내용을 정리한다.

많은 경우 최종 표결하기 전, 1차/2차 심의자는 다른 IRB 위원들의 의견을 먼저 들어보고자 할 것입니다. 원래 이러한 방식이 IRB 운영 방식이며 정규 심의가 진행되는 동안 모든 IRB 위원들은 열린 시각을 꾸준히 유지해야 합니다. 그러나 1차/2차 심의자가 자신의 연구계획서 심의 발표 말미에 문제가 되는 사안에 대한 표결 방향을 추천하도록 해둔다면 의사 진행 과정이 좀 더 향상될 수 있습니다. 다만, 이러한 1차 심의자의 표결안 추천은 예비 평가로만 간주되어야 한다는 점을 숙지해야 합니다. 이러한 방식은 다른 IRB 위원들이 제안된 사안에 대해 생각과 의견을 명확히 하는 것에 지나지 않습니다.

아래 기재된 연구계획서 'IRB 승인 기준(45CFR 46.111)'을 숙지하고 결정해야 합니다.

45CFR 46.111에 따른 IRB 연구 승인 기준

연구계획을 승인하기 위해서 IRB는 다음의 모든 요건들이 충족되었는지 판단해야 합니다.

- 피험자의 위험을 최소화하기 위하여 타당하게 디자인된 연구계획을 따르고 있으며, 불필요한 위험에 피험자를 노출시키지 않는 절차를 사용하고, 해당하는 경우 반드시 진단이나 치료 목적으로 이미 시행되고 있는 표준 절차를 사용해야 한다.

(계속)

45CFR 46.111에 따른 IRB 연구 승인 기준 (계속)

- 피험자 위험은 피험자에게 예상되는 이득과 연구에서 얻어지는 지식의 중요성을 고려할 때 합리적인 수준이어야 한다. 위험 이득 평가에서 IRB는 연구로 인해 발생할 수 있는 위험과 이득만을 고려해야 한다(피험자가 연구에 참여하지 않더라도 받게 되는 치료의 위험 및 이득과 구별해야 한다). IRB는 연구로 얻어지는 지식 적용으로 예상되는 장기적 효과(예를 들면, 공공 정책에 대한 연구에 따른 효과)를 연구 이득 중 하나로 간주해서는 안 된다.
- 피험자 선정은 공정해야 합니다. 피험자 선정 과정을 평가할 때, IRB는 연구 목적과 연구가 수행될 환경을 고려해야 한다. 특히 소아나 수감자, 임산부, 정신 지체자, 경제적, 혹은 교육적으로 사회적 혜택을 받지 못한 사람들과 같은 취약한 집단을 대상으로 하는 연구가 가지는 특수한 문제들을 인지하고 있어야 한다.
- 연구에 참여하고자 하는 피험자 또는 피험자 법정 대리인으로부터 연구 참여 동의를 받아야 한다.
- 충분한 정보에 따른 동의는 적절하게 문서화되어야 한다.
- 해당된다면 피험자 안전성을 확보하기 위한 적절한 모니터링 조치가 연구계획서에 포함되어 있어야 한다.
- 해당된다면 피험자 사생활을 보호하고 관련 자료의 비밀 보장을 위해 적절한 조치가 연구계획에 포함되어 있어야 한다.
- 소아나 수감자, 임산부, 정신 지체자, 경제적, 혹은 교육적으로 사회적 혜택을 받지 못한 사람들 중 일부 또는 전체가 강압이나 부당한 영향에 취약할 경우, 해당 피험자의 권리와 복지를 보호하기 위해 추가 보호 수단이 마련되어야 한다.

표결

CHAPTER 2-8

Robert Amdur and Elizabeth A. Bankert

다섯 가지 표결안

1. 제출된 그대로 승인(Approved as submitted)
2. 사소한 변경 요구(Minor revisions required)
3. 부결(전면 수정) [Not approved(substantial revision required)]
4. 기피(Recuse)
5. 기권(Abstain)

IRB 위원 모두 저마다 다양한 전문 지식을 통해 위원회 활동과 의사 결정 과정에 기여합니다. IRB는 다양한 배경을 가진 위원들로 구성되어야 하는데, "인종과 성별, 문화적 배경을 배려할 수 있고, 집단 특이성(community attitudes)으로 인한 상이한 민감도"를 확보할 수도 있기 때문입니다(45 CFR 46.107). 연구 활동을 심사하는 데는 물론, 기관 이념과 법령, 전문적 영역이라는 관점에서 볼 때 제출된 연구계획서가 적절한지 여부를 확인하기 위해서는 전문 경험(professional experience)이 요구됩니다(45 CFR 46.107). '소아나 수감자, 임산부, 신체적 또는 정신 장애자를 포함한 연구'를 심의하는 IRB라면 해당 피험자 집단과 함께 일을 하고 있으면서 해당 분야에 해박한 위원을 포함시킬지 여부를 고려해야 합니다(45 CFR 46.107).

물론 특정 전문 지식이 요구되지만, 모든 IRB 위원들이 동일한 기준에 따라 연구계획서를 평가하고 투표해야 한다는 사실에는 변함이 없습니다. 원외 위원이나 비과학계 위원은 기존의 IRB 위원들과 구분되는 다른 역할을 해야 한다는 오해가 있습니다. 과학계 위원이 연구계획서를 다른 위원들에게 충분히 쉽게 설명하는 역할을 해야 하나, 회의 논의는 이곳에서 언급하고 있는 핵심 윤리 원칙들을 중심으로 논의해야 합니다. 위원 자신이 우려하는 문제점을 위축되지 않는 분위기에서 편안하게 제기할 수 있어야 하기 때문에 IRB 위원장의 역할이 매우 중요합니다. 저마다 자신의 의구심을 이야기하고 질문할 수 있는 기회를 충분히 가질 수 있도록 보장해 주어야 합니다.

1차 심의자가 요약본을 발표하고 해당 안건의 의도를 토의하고 파악한 후, IRB 위원들은 각자 어떻게 표결할 지 결정해야 합니다. 논의가 충분히 이루어졌고 표결해야 할 시점을 위원장이 결정하는 위원회도 있고, 표결 발의를 위해서 2명 이상의 IRB 위원 동의가 필요한 IRB도 있습니다. 표결 방법은 다음과 같은 다섯 가지가 있습니다.

- **제출된 그대로 승인**
  연구자가 연구계획서나 동의서 어떤 부분도 변경할 필요가 없다는 의미입니다. 연구 승인은 일 년 동안 유효하나, IRB에서 연구의 위험성을 감안하여 더 짧은 심의 주기를 요구한 경우는 달라집니다.
- **사소한 변경 요구**
  IRB에서 요구하는 사소한 변경을 이견 없이 동의한다면(simple concurrence), 해당 연구계획은 정식심의에서 다시 논의될 필요가 없다는 의미입니다. 연구자에게 서면(letter)으로 정확하게 변경 내용을 전달해야 합니다. 이후 변경 계획서를 IRB 위원장(또는 위원장 대리인)이 승인하여 최종 승인 통지서를 발행한 후에 연구를 시작할 수 있습니다. 그 전에는 연구를 수행할 수 없음을 고지해야 합니다.
- **부결(전면 수정)**
  연구계획서에 우려 사항이나 의문점, 문제의 심각도를 고려할 때, 다시 정규 심의에서 논의해야 한다는 의미입니다.
- **기피**
  심의 대상 연구에 이해 관계 갈등이 있는 IRB 위원이라면 해당 위원은 초기 심의와 지속 심의에 모두에 참여해서는 안됩니다. 단, IRB에서 요청하는 정보를 제공하고자 하는 경우를 제외됩니다. 회의실에서 퇴장하여야 하며 표결에는 물론 참여할 수 없습니다. 이는 '기피 신청'으로 간주되며, 투표 정족수에 포함되지 않습니다. IRB 위원의 이해 관계 갈등에는 재정적 이득이나 연구책임자 또는 공동연구자로서 연구참여, 잠재적 이해 관계 갈등이 있을 것이라 느끼는 모든 문제들이 포함됩니다.

- **기권**
  심의 대상 연구에 대해서 이해 관계 갈등은 없으나 표결에 참여하지 않겠다는 위원은 투표 기권할 수 있습니다. 기권은 투표 정족수의 일부로 포함되나 거의 드물 것입니다. 대개 표결에서 기권을 하는 이유는 주요 쟁점 토의에 참석하여 논의하지 못했을 경우입니다. 쟁점 토의에 참석하였으나 해당 연구를 승인하기 불편한 경우(not comfortable)라면 부결 투표로 등록되어야 합니다.

IRB 위원으로서 어떤 투표를 할지 결정하기 어려운 상황들이 많으며, 연구계획서에 우려되는 측면이 있으나 부결 결정을 할 정도인지 확신이 서지 않는 경우가 대부분입니다.

IRB 결정 과정에서 긴장과 불확실성은 자주 동반되며, 이를 완벽하게 제거할 수 있는 방법은 없습니다. IRB 업무 성격상 분명한 지침(guidance)없이 중요한 결정을 내려야 하는 경우가 종종 있습니다. IRB 위원들이 어떻게 결정해야 하는지 생각을 정리하는 데 다음의 가이드라인이 도움이 될 것입니다.

1. **연구 과정 중 우려되는 지점들을 분석할 때는 벨몬트 리포트 윤리 세 가지 원칙을 사용한다**. 벨몬트 리포트 세 가지 윤리 원칙은 인간 존중의 원칙과 선행의 원칙, 정의의 원칙입니다. 이 원칙들이 연구 절차를 분석하는 데 사용할 수 있는 도구입니다. 인간을 대상으로 하는 연구에서 윤리 기준을 논의할 때, 이러한 용어를 사용한다면 IRB 쟁점들을 평가하고 문제점을 설명하는 것이 훨씬 더 쉬워집니다. 벨몬트 리포트는 일관된 방식으로 핵심적 윤리 쟁점에 근접할 수 있도록 연구 절차와 관련된 우려 사항과 이유를 설명하는 데 필요한 단어를 제공하고 있습니다.
2. **"아니오"에 투표한다**. 해당 연구의 윤리적 기준에 대해 확신할 수 없거나 어떤 결정을 내리기에 충분한 정보가 제공되지 않은 경우라면 부결 결정을 하십시오. 심의 결과 통지서를 통해 연구자에게 쟁점들을 명확하게 전달하고, 정규 심의에서 다시 논의되도록 해야 합니다.

IRB 위원이 제출된 연구계획서를 승인할 수 있을 때까지 모든 정보가 제공되어야 합니다. 여기에는 IRB에서 검토되는 정보는 물론 IRB 토의 내용도 포함됩니다. IRB 위원들은 이러한 접근법을 집요하게 요구해야 합니다. 해당 위원이 세부 사항을 잘 알지 못하기 때문이며, 제기된 우려 사항은 부적절하거나 불필요하다는 이야기가 나와서는 안됩니다. 핵심 윤리 쟁점들을 평가하기 위해서 복잡한 과학적 내용이나 절차를 모두 이해할 필요도 없습니다. 논의 중인 연구에 대해 전문 지식을 가지고 있는 IRB 위원이 중요 정보를 이해할 수 있는 방식으로 설명해 주면 됩니다. 제출된 정보를 이해할 수 없거나 제출된 정보를 근거로 결정을 내릴 수 없다면, 이해할 수 있을 때까지 IRB 위원은 해당 연구계획을 부결해야 합니다.

위험 수준의 결정

미 재향군인관리국(VA; Veterans Administration) 기관에서 수행되는 연구라면 위험 수준 결정은 필수 요건입니다. non-VA IRB이면서도 연구 위험 수준의 결정하도록 요구하고 있는 경우도 있습니다. 최소 위험과 최소 위험을 초과한 위험 중에 위험 수준이 결정됩니다. 이 결정 내용은 회의록에 기술되어야 합니다. 최소 위험이란 연구에 의해 생길 수 있는 위험이나 불편함의 가능성과 강도가 정상적인 건강인의 일상 생활이나 일상적인 신체검사나 심리검사에서 발생하는 것보다 크지 않은 경우입니다. 이런 경우 연구계획서의 연구적(research) 측면에 초점을 두어야 합니다.

참고 문헌

Protection of Human Subjects, 45 C.F.R.pt.46 (2009)

PART
3

특정 주제
(SPECIFIC TOPICS)

연구 디자인과 수준 평가

CHAPTER 3-1

Robert Amdur

연구 디자인과 과학적 수준은 IRB가 평가해야 할 항목입니다.

윤리 강령과 연방법에서 연구 디자인과 과학적 수준을 평가하도록 IRB에 요구하고 있습니다. 아래 조항이 대표적입니다.

- 헬싱키 선언(WMA, 2008): 12. 인간 피험자를 대상으로 한 의학 연구는 일반적으로 공인된 과학 원칙을 따라야 한다. 또한 과학 문헌과 충분한 지식, 관련 정보, 적절한 실험, 동물 연구(가능한 경우)가 근거가 되어야 한다.
- 연방 규정 45 CFR 46.111(a): IRB 연구 승인 기준: 피험자 위험은 타당하게 디자인된 연구계획에 따라 최소화되어야 하며, 불필요한 위험에 피험자가 노출되지 않도록 해야 한다.

IRB 위원과 병원장(또는 기관장), 연구자들 사이에 연구 디자인이나 과학적 수준을 평가하는 것이 IRB 역할인지 논란 거리가 되곤 합니다. 그렇게 특별한 일이 아니지만, 예를 들어 다른 대조군을 사용한다면 더 좋은 결과가 나올 것이라는 이유로 또는 이전 다른 연구가 이미 동일한 문제의 해답을 찾았다는 이유로 IRB에 제출된 연구계획서를 부결하는 것이 적절한 것인가요? 피험자 수를 산출하기 위해 사용한 검정력 계산에 문제가 있다고 IRB에서 언급하는 게 적절한 것인가요? 연구자 중에 IRB에서 연구계획서의 과학적 수준을 평가하는 것이 적절하지 않다고 믿는 사람들이 있습니다. IRB 위원장들 중에 많은 분들이

'IRB 역할은 연구 윤리를 평가하는 것이다. 그러니 IRB에서 연구의 과학적 측면을 논하는 것은 옳지 않다' 라는 말을 많이 들었을 것입니다.

이 장에서는 연구 디자인과 과학적 수준을 평가하는 데 있어 IRB가 어떤 역할을 해야 하는지를 말하고자 합니다. 결론적으로 의심할 여지없이 연구의 과학적 수준을 평가할 권한이 IRB에 있다는 것입니다. 뿐만 아니라, 윤리적 강령과 미 연방법에 따라 그렇게 해야 하는 의무가 있다는 것입니다.

윤리 강령

뉘른베르크 강령(1949)

뉘른베르크 강령에는 과학적 수준과 위험-이득 평가에 대해 여러 번 기술하고 있습니다. 세 번째 조항이 대표적입니다.

> 연구는 동물 실험 결과와 연구 대상 질병의 자연 경과, 기타 다른 문제에 관한 지식에 근거하여 계획되어야 한다. 예상되는 결과가 연구 수행을 정당화할 수 있어야 한다. (뉘른베르크 강령, 1947)

헬싱키 선언

헬싱키 선언은 여러 부분에서 연구 디자인을 언급하고 있고, 전문을 읽어 볼 필요가 있는 문서입니다. 12번 조항 이외에도, 18번, 21번, 32번 항목은 IRB의 과학적 수준 평가와 관련이 있습니다.

> 18. 인간 피험자를 대상으로 한 모든 의학 연구는 그 수행에 앞서, 연구 대상이 되는 개인과 지역 사회에 예상되는 위험과 부담에 대한 평가가 선행되어야 한다. 또한 해당 연구로 영향을 받는 개인이나 지역 사회에 예견할 수 있는 이득과 비교하여 신중하게 평가되어야 한다.
> 21. 인간 피험자를 대상으로 한 의학 연구의 목적과 중요성이 피험자가 받게 될 연구에 내재하는 위험과 부담을 상회하는 경우에만 수행될 수 있다.
> 32. 새로운 개입 행위의 이익과 위험, 부담, 효과는 현재 입증된 최선의 시술이 가지고 있는 이익과 위험, 부담, 효과와 비교하여 검증해야 한다. 단, 다음의 경우는 제외된다.

- 현재 입증된 시술이 없는 경우. 위약 사용이나 시술을 하지 않는 것(no treatment)이 허용될 수 있다.
- 설득력 있고 과학적으로 타당한 방법론적 이유로 위약을 사용하는 것이 개입 행위의 안전성과 효능을 결정하는 데 필요한 경우인 경우. 단, 위약을 받거나 시술을 받지 않는 환자가 중대하거나 돌이킬 수 없는 위해를 입을 가능성이 없어야 한다. 이러한 선택의 남용을 막기 위해 최대한의 주의를 기울여야 한다.

(WMA, 2008)

미 연방법

HHS와 FDA 규정에 따르면 피험자 위험이 최소화되었으며, 잠재적 이익에 의해 해당 위험이 정당화될 수 있는지 IRB가 판단하도록 요구하고 있습니다. 예를 들어 45 CFR 46.111(a)를 보면 IRB 연구 승인 기준에 다음과 같이 언급되어 있습니다. "타당하게 디자인된 연구계획을 따르며, 불필요한 위험에 피험자를 노출시키지 않는 절차를 이용하여 피험자 위험을 최소화해야 한다."

연구 수준 평가에 대한 IRB의 책임

IRB는 연방법을 준수하고 뉘른베르크 강령과 헬싱키 선언 같은 윤리 강령에 부합한 판단을 내려야 합니다. 해당 지침서 내용을 보면 윤리적 연구란 (1) 피험자 위험을 최소화하도록 연구가 디자인되어야 하며, (2) 연구로 인한 잠재적 이득이 예측되는 위험을 정당화할 수 있도록 디자인되어야 한다는 점을 강조하고 있습니다. 이러한 내용이 연구 디자인과 과학적 수준을 신중하게 평가해야 하는게 IRB 의무라는 근거가 됩니다.

연구 디자인

연구계획서를 변경하면 피험자 위험을 유의미하게 감소시킬 수 있고, 연구 결과의 타당성도 크게 손상되지 않는다면 IRB는 해당 연구계획서를 승인해서는 안 됩니다. 이전 연구로 결과가 이미 도출되는 데 동일한 답을 얻고자 하거나, 별로 중요하지 않는 가설을 확인하기 위해서 피험자에게 위험을 노출시킨다면,

대부분 위험/이득 평가에서 좋지 않는 결과가 나옵니다. 결론적으로 연구 디자인과 과학적 수준은 피험자 권리와 복지에 영향을 미칠 수 있는 윤리적 문제이기에 IRB가 이를 평가하는 것은 당연한 의무입니다.

최소 위험이나 연구 디자인이 별로인 경우

연구의 과학적 수준을 평가하는 게 중요하다고 강조했지만, 연구 디자인 문제로 해당 연구를 승인하지 않으려고 할 때 윤리적 원칙과 함께 판단력과 상식도 무척 중요합니다. 학생들에 의해 사회 과학 연구가 많이 수행되는 기관인 경우, 연구 디자인은 별로이지만 피험자 위험도 거의 없는 연구계획서를 심사하는 경우가 흔합니다.

물론 이런 학생 프로젝트 대다수가 연구라기 보다는 교육과 연습 과정의 일부분이라고 말하는 의견도 있지만 그것은 다른 문제이고 뜬금없는 소리입니다. 핵심은 연구 디자인에 문제가 있으나 위험성은 제로인 연구계획서가 제출된다는 것입니다. 해당 연구에 대해서 잘 알고 있는 IRB 위원이 있다면 연구 디자인 변경을 권고하면 됩니다. 그러나 위험성이 없는 연구라는 점을 감안할 때, 연구 디자인 변경을 요구하고 이를 조건으로 부결하는 게 윤리적으로 정당한지는 애매합니다. 이러한 학생 연구 문제를 다루기 위해 IRB에서는 해당 부서장이나 프로그램 리더와 이 문제를 해결하는 방안 등으로 연구계획 부결 결정보다 다른 방법을 택하는 것을 고려해 볼 수 있습니다.

국내법규 관련 조항은 다음과 같습니다.

1. 의약품 임상시험 관리기준 ([별표4] 개정 2014.8.21) 제3호마목에 따르면, 임상시험은 과학적으로 타당하여야 하며, 임상시험 계획서는 명확하고 상세히 기술하여야 한다고 기본 원칙을 제시하고 있습니다.

참고 문헌

Nuremberg Code. (1947). From "Trials of War Criminals Before the Nuremberg Military Tribunals Under Control Council Law No. 10," Vol. 2. (Washington, DC: U.S. Government Printing Office, 1949), pp. 181 182. Available: http://ohsr.od.nih.gov/guidelines/nuremberg.html.

Protection of Human Subjects, 45 C. F. R. pt. 46 (2009). World Medical Association. *Declaration of Helsinki: Ethical principles for research involving human subjects.* As amended in Seoul, 2008. Available: http://www.wma.net/en/30publications/10policies/b3/17c.pdf (accessed February 3, 2010).

연구자 이해 갈등 관계

CHAPTER 3-2

Daniel K. Nelson and Robert Amdur

연구자 이해 갈등 관계

- 이해 갈등 관계를 정의한다면, 일차적인 이해(예: 피험자 복지와 연구 완결성)에 대한 연구자의 판단이 2차 이해(예: 개인적 이득)에 의해 비뚤어질 수 있는 상황이라고 정의할 수 있습니다.
- 이해 갈등 관계가 존재한다고, 잘못된 결정을 내릴 것이라는 의미는 아닙니다. 다만, 해당 상황에 관련한 사람들이 다음과 같이 이성적으로 판단할 수 있다는 의미입니다. 즉 비뚤림이 존재할 가능성이 있고 이로 인해 부적절한 결정이 내려질 수 있습니다.
- 이해 갈등 관계를 피험자에게 공개한다는 것으로 이해 갈등이 모두 용인되는 것은 아닙니다. 윤리적인 연구를 위해서는 이해 갈등 공개와 이에 대한 효과적인 관리 두 가지 모두 필요합니다.
- 다음 방법 중 하나를 선택하여 연구자 이해 갈등 관계를 대처할 수 있습니다.
  1. 이해 갈등이 있는 연구자의 연구 참여 금지
  2. 이해 갈등이 있는 연구자를 다음의 핵심 절차에서 제외시키는 조치. 예를 들어 동의 절차, 피험자 선정 기준 평가, 특정 시술, 전체 자료 분석 등
  3. 연구자나 스폰서와 무관한 사람으로 하여금 연구참여 동의와 동의절차 과정에 지속적으로 참여하여 피험자 이익을 대변하는 활동을 할 수 있도록 요구한다.

이해 갈등 관계란 연구 수행 과정에 필연적으로 나타나는 변수입니다. 1978년, 생명의학 및 행동과학 연구 관련 인간 피험자 보호를 위한 국가위원회(the National Commission for the Protection of Human Subjects of Biomedical and Behavioral Research)에서는 벨몬트 보고서를 바탕으로 이해 갈등 관계에 대하여 다음과 같이 언급한 바가 있습니다. "연구자는 항상 자신의 연구에 참여한 피험자 안녕과 지식 추구라는 두 가치 사이에 잠재적인 갈등 관계에 놓인다." 이러한 국가위원회 의견은 미 NIH와 보건총감에서 발표한 이전 보고서에서와 동일한 맥락입니다. 위 두 기관에서는 경쟁적 이해 관계를 조절하기에 연구자의 위치는 적절하지 않으며 IRB가 독립적인 심의를 통해 공동의 책임(shared responsibility)을 가질 필요가 있다고 요구하였습니다. 미국 가생명윤리자문위원회(NBAC)에서도 20년이 지난 후 지식을 획득하기 위해서 인체를 이용해야 하기 때문에 "연구자의 이해 갈등은 필연적으로 발생한다"고 재차 강조한 바 있습니다(2001년 p.11). 주목할 사항은 이러한 갈등 관계가 조정 불가능한 것으로 간주되지 않았고 연구자의 개인적 문제나 집단의 기질적 결함과 연결하여 해석하지도 않았다는 점입니다. 이 장에서는 이해 갈등 관계에 대한 정의와 관리 방법에 대해서 알아보고자 합니다.

정의

인간을 대상으로 하는 연구와 연관된 이해 갈등 관계를 알아 보기 전에, 이해 갈등이 가지고 있는 실질적 정의를 살펴 볼 필요가 있습니다. 제기되는 논란 중 하나는 본질적 의미론(semantics) 때문인데, 정작 우리가 피하고자 하는 것은 결정의 순간에 편견이 개입되는 상황입니다. 우리가 찾고자 하는 단어는 잠재적 비뚤림으로 내려진 결정에 의구심이 제기될 수 있는 상황을 표현하는 용어입니다. IRB 결정을 돕기 위해 이해 갈등 관계를 정의한다면, 2차적인 이해(예: 개인적 이득)에 의해 1차적인 이해(예: 피험자 복지와 연구 완결성)에 대한 연구자 판단이 비뚤어질 수 있는 상황이라고 할 수 있습니다.

이해 관계 갈등에 대해 잘못 이해되고 있는 것 중 하나가 부적절한 결정이나 비뚤림이 없어도 문제가 있을 수 있다는 생각입니다. 또한 이해 갈등이 존재한다면 모두 잘못된 결정을 할 것이라는 생각입니다. 정확히 구분하자면 편견으로 인하여 부적절한 결정이 내려질 수 있는 가능성이 있다고 평가될 만한 상황이라는 의미입니다. 또한 이해 갈등이 있는지 여부를 결정하는 사람이 의사 결정을 내리는 사람(not the person making the decisions)이 아닙니다. 이보다는 해당 결정 내용을 평가하는 사람(the person who evaluate the decision)이 판단하는 것입니다. P.J. Friedman은 "개인적 이해 관계가 의사 결정에 영향을 주었는지 여부와 상관 없이 이해 갈등이 존재한다. 이해 갈등이란 편견이나 오류 가능성이 있다는 뜻이지(only the potential), 있었는지 여부를 추측하는 것이나 확실한 증거가 있어야 하는 것(not a certainty or likelihood)이 아니다"라고 언급한 바가 있습니다(1992, pp. 245-251).

재정 문제와 관련하여 뉴잉글랜드 의학저널의 전(前) 편집자 Marcia Angell은 다음과 같이 정의하였습니다. "연구자가 어느 한 쪽의 결과보다 다른 한 쪽의 결과를 더 선호하게 만드는 것은 재정적 연관(financial association)이다" (2000). Angell은 잠재적 이해 갈등(potential CoI)이란 존재하지 않는다고 하였는데, 일련의 상황들의 작용으로 인한 것이지 연구자 특이 반응으로 인한 결과가 아니기 때문이라는 것입니다. 그러므로 이해 갈등과 우려할 만한 상황을 대변할 여지가 없습니다.

공개

1914년 대법원 판사 Louis Brandeis는 "사회와 기업이 겪고 있는 질병 치료제로 '공개'를 추천한다. 햇볕이 가장 좋은 살균제로 알려져 있다"라고 말한 바 있습니다.

기관에 공개

기관에 공개하는 것은 연방 기금을 받는 연구자들의 의무 사항입니다. 공개된 이해 갈등에 대한 기관의 관리 방식은 기관 재량입니다. 당연히 기관들은 여러 방식으로 이해 갈등을 관리하고 있으나, 대부분 동료 교수진에게 이해 갈등을 공개하도록 하고 있습니다. 그러나 이러한 절차가 피험자 보호로 연결되고 있는 기관은 매우 드물어, 최근 235개의 기관 중 이해 갈등 관리 정책으로 IRB나 피험자 공개 내용을 포함시킨 기관이 단 한 기관도 없었습니다.

IRB에 공개

이해 갈등을 IRB에 공개하는 것이 연구계획 심의의 정식 파트로 인식되고 있습니다. OHRP에서는 IRB 심의신청서를 제출할 때 재정적인 관계를 모두 기재하도록 하고 있습니다. 또한 의뢰자와 소속 기관과의 자금 지원도 IRB 검토 항목으로 포함시키도록 권고하고 있습니다. 임상시험을 하고 있는 200여 개 IRB에 대한 조사에 따르면, 단지 25%만 재정 관계를 심의하는 것으로 보고하였습니다. 대체적으로 연구자와 IRB 모두 재정 관계를 IRB가 관여할 사항이 아니라고 간주하는 경향 때문인 듯 보이나, 이해 갈등으로 인한 비뚤림으로부터 피험자를 보호해야 하는 IRB의 책임을 다하려면 IRB 심의 시 연구 수행에 편견적 요소로 작용할 재정적 측면은 물론 기타 모든 인센티브를 평가해야 합니다.

피험자에 공개

피험자에게 이해 갈등 정보를 제공하고 이에 근거한 동의를 얻는 것이 가장 직접적이고 윤리적으로도 직관적인 수단입니다. 그러나 달성되기 가장 어려운 사안이기도 합니다. 피험자는 최소한 해당 연구가 기업 후원인지 정부 기관 후원인지는 알고 있어야 합니다. 연구자가 피험자 1인당 돈을 받는다 하더라도, 세부 공개 폭으로 동의서에 총 액수를 기재하도록 하기는 어려울 것 같습니다. 왜냐하면 합법적인 연구 비용일 수도 있고 부적절한 인센티브일 수도 있으며 경우에 따라서는 두 가지 모두에 해당할 수도 있기 때문에 피험자 오해를 야기할 수 있기 때문입니다.

IRB와 연구자가 주로 하는 오류 중 하나는 피험자에게 이해 관계를 공개하면 이해 갈등 관계가 허용된다고 생각하는 것입니다. 이는 틀린 생각입니다. 윤리적 연구를 수행하기 위해서는 이해 갈등 공개와 이에 대한 효과적인 관리 대책이 모두 필요합니다. IRB는 연구 수행과 분석을 할 때, 이해 갈등에서 비롯된 편견이 결정에 어떤 영향을 주는지 평가해야 할 책임을 가지고 있습니다. 이를 회피하고 피험자에게 책임을 전가해서는 안됩니다. 피험자들은 이런 종류의 정보를 피상적으로 밖에 이해하지 못한다는 것은 잘 알려진 사실입니다. 선행의 원칙에 의해 이해 갈등에서 비롯된 편견이 연구자 결정에 수효하게 개입할 가능성이 있다고 판단된다면, IRB는 해당 연구를 승인해서는 안됩니다. 동의 과정 중에 이해 갈등이 얼마나 잘 설명되었는지는 상관없습니다.

공개 이후

이해 갈등 관리 전략은 이해 갈등을 없애거나 최소화하는 데 목표를 두어야 합니다. IRB는 이해 갈등을 직접 감독하기에 적당한 조직이 아니므로, 더 적절한 조건을 갖추고 있는 다른 조직(예: 이해 갈등위원회)과 활발한 소통 과정과 연계 절차를 수립해 두어야 합니다. 이후 피험자 시선으로 확인된 이해 갈등을 관리할 수 있는 방법들을 마련해야 합니다. IRB는 다음과 같은 방식 중 하나를 택하여 연구자 이해 갈등을 관리할 수 있습니다.

- 이해 갈등이 있는 연구자의 연구 참여 금지
- 이해 갈등이 있는 연구자를 다음의 핵심 절차에서 제외시키는 조치. 예를 들어 동의 절차, 피험자 선정 기준 평가, 특정 시술, 전체 자료 분석 등
- 연구자나 스폰서와 무관한 사람으로 하여금 연구 참여 동의와 동의 절차 과정에 지속적으로 참여하여 피험자 이익을 대변하는 활동할 수 있도록 요구한다

부도덕하거나 부적절한 행동이 있을 가능성이 있다는 느낌만으로도 개인의 경력이나 기관의 명성에 큰 손상을 주기 때문에 이 문제는 신중하게 접근해야 합니다. 우선 IRB는 먼저 이해 갈등관리가 문제가 되는 연구자와의 신뢰를 먼저 해결되어야 한다는 생각을 극복할 필요가 있습니다. 이해 갈등 관리는 특정 개인에 대한 주변 인식에 의해 풀 문제가 아닙니다. 오히려 해당 연구자가 처한 환경에 대한 객관적 평가에 따라 결정되어야 합니다. 이해 갈등 문제에 관여하는 모든 관계자들이 위 문제를 푸는 과정에서 명심해야 할 것은 다음과 같습니다. 이해 갈등 관리는 주변 환경(the situation)과 관련됩니다. 해당 개인의 특성이나 정직성과는 아무런 관계가 없습니다.

참고 문헌

Angell, M. (2000, August). ***Plenary***: *Reaction to conference proceedings*. Panel presented at Conference on Human Subject Protection and Financial Conflicts of Interest, Bethesda, MD. Transcript retrieved from http://www.hhs.gov/ohrp/coi/8-16.htm#Angell.

Brandeis University. (n.d.) *Louis D. Brandeis Legacy Fund for SocialJustice: Biography*. Available: http://www.brandeis.edu/legacyfund/bio.html.

Friedman, P. J. (1992). The troublesome semantics of conflict of interest. *Ethics and Behavior*, 2(4), 245 251.

National Bioethics Advisory Commission. (2001). *Ethical and policyissues in research involving human participants*. Bethesda, MD:Author. Available: http://www.bioethics.gov/reports/past_commissions/nbac_human_part.pdf.

National Commission for the Protection of Human Subjects of Biomedical and Behavioral Research. (1979). *Belmont Report*. Available: http://www.hhs.gov/ohrp/humansubjects/guidance/belmont.htm.

IRB 위원의 이해 갈등관계

CHAPTER 3-3

Daniel K. Nelson

IRB의 이해 갈등 원인

개인적 차원

- 심의 대상 연구에 연구자로 참여하고 있다.
- 해당 연구의 재정적 측면에 유의한 재정적 지분을 IRB 위원이나 사무국 행정직원이 보유하고 있다.
- 심의를 신청한 동료 연구자에 대한 신의
- IRB 위원이 심의 대상 연구 분야를 너무 잘 알고 있다.
  호의적 관계 = 지나친 편의
  경쟁적 관계 = 지나친 비난
- IRB 결정으로 IRB 심의 위원 자신에게 영향을 주는 경우(예: 정책 변경)
- 개인적인 사안이거나 지지하는 입장인 경우
- IRB 직무가 아닌 영역
  계약 및 연구비 관리 부서
  법률 자문

기관 차원

- 기관을 보호해야 한다는 압력이나 사명감
- 기관의 명성이나 위신에 대한 우려
- 연구를 활성화할 것인가 vs. 피험자를 보호할 것인가
- IRB 심의 업무 저평가
- 잠재적 법적 책임
- 기관이나 공동체 비전과 가치
- 재빠른 심의 진행 압력
- 기관의 주식 지분이나 소유권
- 심사비

피험자 연구의 윤리적 수행을 감독하는 데 있어 IRB가 차지하는 핵심적 역할을 고려할 때, 부적절한 영향에서 자유로운 IRB 운영은 무척 중요합니다. 이에 따라 IRB 위원과 의장, 사무국 행정직원들은 이해 갈등을 제거하고 관리하기 위한 규정과 지침을 따라야 합니다. 연구자의 이해 갈등 관계 관리와 동일합니다. IRB의 이해 갈등 관계란 IRB 심의 시 심의 결과나 토론에 편견이 들어 올 수 있는 가능성이 있거나 실제 개입되는 상황이나 관계라고 정의할 수 있습니다.

IRB 이해 갈등 관계 원인: 개인 차원

IRB 위원이 수행하는 연구

가장 널리 알려진 IRB 이해 갈등은 IRB 위원이 연구자로서 참여하는 연구가 심의 안건이 된 경우일 것입니다. 연구자이자 IRB 위원라면, 개인적 또는 직업적 이유로 당연히 해당 연구가 승인되길 원할 것입니다. 이런 이해 갈등은 분명히 확인할 수 있기 때문에, 대체로 절차적으로 해결할 수 있는 문제입니다. 위원 자신이 자신의 연구를 심의하는 직접적인 이해 갈등 뿐만 아니라, 다양한 원인이 동반된 간접적인 이해 갈등이 있습니다. 간접적인 이해 갈등 상황은 알아내기 어렵고 숨어 있어, 그 만큼 관리도 어렵습니다.

IRB 위원의 재정적 이익

명확히 확인하기 어려운 이해 갈등 중 하나가 IRB 위원이나 행정직원이 연구 또는 연구 스폰서 기관에 유의한 수준으로 주식 또는 재정적 지분을 보유하고 있는 경우입니다. 주식 보유나 자문 계약, 특허권 등이 포함되며, 연구자가 가질 수 있는 재정적 이해 갈등과 동일합니다. 대부분의 대학에서는 재정적 이해 갈등을 다루는 정책을 가지고 있지만, 이러한 정책은 대부분 연구자에게만 초점이 맞춰져 있고 IRB 위원 문제는 다소 관심 밖입니다. IRB 심의와 승인을 요청받은 경우, 재정적 이득을 얻고 있는 IRB 위원이라면 심의 객관성을 위해 동일한 적용을 받아야 합니다.

동료 연구자 신의

또 다른 이해 갈등의 원인 중 하나가 IRB 심의를 신청한 동료 연구자에 대한 신의(loyalty)입니다. 여기서 동료란 함께 일하는 동료, 부하 직원, 상급 직원 모두를 포함합니다(얼굴만 아는 IRB 위원들보다 더 많이). 해당 IRB 위원은 자신이 매일 접하는 동료 연구에 당연히 우호적일 것입니다. 단순한 동지애가 아니라, 부하 직원의 연구를 빠르게 진행해야 할 필요성이 있거나, 비판적인 언급으로 상관과 적대적 관계를 일으키고 싶지 않을 것이기 때문입니다. 그러나 심의를 신청한 연구자와 무관하면서 통찰력도 갖춘 위원들로 패널을 구성할 수 있을 만큼 규모가 큰 기관은 거의 없습니다. 실제 이러한 이해 갈등을 피하는 것은 불가능할 수 있습니다.

IRB 위원 전문 분야

심의 대상 연구가 가지는 복잡함을 이해할 정도로 충분히 전문성을 갖춘 IRB 위원이 있다는 것도 또 다른 문제점입니다. 심의 대상 연구가 IRB 위원이 교육받은 분야이거나 자신의 연구 영역과 밀접하게 연관된 경우, 익숙하지 않은 분야보다 더 관대한 시각을 갖기 마련입니다. 해당 IRB가 새로운 이슈나 절차에 대해 별로 심각하게 생각하지 않는 게 당연할 수 있습니다. 이와 정반대로, 이러한 친숙함이 역작용을 할 수도 있습니다. 심의자가 심의 요청 연구자를 라이벌로 생각해 비판적인 심의로 이어질 수도 있습니다. 또한 IRB 위원들은 연구계획서를 검토하면서 독점적 정보에 접근할 수 있으며, 이러한 정보는 IRB 위원이 진행하는 연구에 매력적인 정보가 될 수도 있습니다. 지나치게 관대이거나 비판적이거나의 두 가지 경향 모두 IRB가 추구하는 객관적인 심의에 도움이 되지 않는 요소입니다.

IRB 결정에 따른 영향

IRB 결정으로 자신에게 미칠 영향에 대해서 신경이 쓸 수 있습니다. 예를 들면 IRB의 개인정보 보호 강화 결정으로 연구용 의무기록 접근을 제한하는 규정이 신설된다면, 관찰 연구를 수행하고 있는 IRB 위원은 자신의 접근권도 제한되기 때문에 위의 사안에 찬성하려고 하지 않을 것입니다.

개인적인 사안

IRB 위원의 개인적인 관심도 심의 절차에 방해가 될 수 있습니다. 예를 들어 IRB 위원이 심의 대상 질환이나 장애 관련 단체에 소속된 회원이라면 단체를 대표하여 의미 있는 의견을 전할 수 있겠지만, 이를 선전하고 옹호하는 역할만 행한다면 부정적 영향을 줄 것입니다.

IRB 외(外) 역할(Non-IRB Roles)

IRB 위원회 밖에서 매일 수행하는 기관 업무 때문에 이해 갈등이 생길 수 있습니다. 예를 들어 계약 부서나 연구비 센터 책임자라면 주요 업무가 연구비를 기관으로 더 많이 끌어와야 하므로 IRB 업무를 보기에 적절하지 않을 수 있습니다. 연구 사업 지원 책임자도 관련 업무로 연구에 대해 비판적 평가를 수행하기 어려울 수 있으므로 동일한 문제가 발생합니다. 실제 직위로 인한 이해 갈등은 최근 연방법 준수 조치(federal compliance actions)에서도 부적절한 상황으로 언급되어 있습니다. 기관 내 IRB 위원에서 배제되어야 할 직위는 법률 자문 변호사입니다. 법률 변호사는 자문을 얻는다는 측면에서 IRB에 큰 도움이 될 수 있지만, 법률 자문의 주역할이 기관을 보호하는 것이기에 피험자를 보호해야 하는 IRB 역할과 상충될 수 있습니다. 행복한 피험자와 행복한 기관이 공존할 수 없다고 주장할 수도 있으나, 이 둘의 목표가 상충되는 것을 피하기 위해서는 많은 노력을 기울여야 합니다.

앞서 논의된 이유로 법률가가 IRB 위원으로 참여하여 갖는 이점을 놓쳐서도 안됩니다. 법률가는 관련 법 해석과 적용, 주 법률과의 연계, 그 밖의 여러 법률 자문으로 그 중요성이 증가되고 있습니다. 동일하게 연구비에 대해 잘 알고 있는 IRB 위원도 IRB 심의에 귀중한 의견을 제공할 수 있습니다. 그러나 기관 내에서 많은 직책을 맡고 있는 보직자를 IRB 위원으로 임명할 때는 신중할 필요가 있습니다.

이해 갈등의 원인: 기관 차원

기관 보호

IRB 위원 개인 입장에서 기관을 보호하려는 노력과는 별개로, 기관도 IRB에 외부적인 압력을 가하는 것을 피해야 합니다. 학장이나 교무처장, 교장, 다른 보직자들에게 당연한 의무이며 앞에서 언급한 바와 같이 IRB 역할과 100% 공존 불가능한 것도 아닙니다. IRB 주요 역할에 혼란을 초래해서는 안됩니다. 법령 미준수로 인한 처벌이 지속적으로 증가하고 있고, IRB를 법적인 제재를 피할 수 있는 수단으로 보고 있을수록 이러한 역할 분리가 중요합니다.

기관 업그레이드

좀 더 긍정으로 기관 명성이나 평판에 대한 염려로 IRB 위원의 이해 갈등이 발생할 수 있습니다. 수행중인 연구 규모로 기관 명성이나 평판이 좋아질 것이라 생각하기 때문입니다. 이러한 바람이 적절한 IRB 심의와 공존할 수 없는 것은 아니지만, 연구 심의 기준을 완화하는 것에 대한 변명이 되어서는 안됩니다.

연구 촉진

위원의 개인적인 측면에서(또는 기관에 소속된 IRB 조직적인 측면에서도) 다른 우려사항은 연구를 촉진하고자 한다는 점입니다. 이는 훌륭한 목표이지만, IRB 존재 이유가 피험자 권리와 복지를 보호하는 데 있다는 사실을 훼손시키는 논리가 되어서는 안됩니다.

IRB 소속감과 평가

IRB 업무에 대한 저평가는 이해 갈등을 발생시킬 수 있는 또 다른 요인입니다. IRB 업무가 직장 상관들에게 인정되거나 존중되지 않는다면, IRB 업무를 수행하기 위해 필요한 시간을 할애하지 않을 것입니다. 부서장과 학장, 그 밖의 보직자들은 IRB 심의 활동이 꼭 필요하고 중요한 활동이라는 점을 인식해야 합니다. 또한 승진과 종신 재직권, 진료 업무 일정을 고려할 때도 IRB 업무를 인정해 주어야 합니다. 이러한 수준을 넘어서 IRB 업무에 소요된 시간에 대해 소속 부서에서 보상해 주는 경우도 있습니다.

법적 책임

법적으로 책임을 질 가능성이 있다는 사실로 IRB 결정이 영향을 받을 수 있습니다. IRB와 관련된 소송은 상대적으로 적고, 대부분 IRB 업무 수행에 법적 책임을 묻지도 않지만 소송 위협은 소송을 일삼는 현 사회에서 항상 떠올리는 가능성 중 하나입니다. 소송 가능성은 연구로 인해 손상을 입은 피험자들뿐만 아니라, 자신의 연구가 IRB에 의해 불공정하게 방해 받았다고 생각하는 연구자에 의해서도 발생할 수 있습니다.

기관이나 지역 사회에서 추구하는 비전과 가치

기관이나 지역 사회가 추구하는 가치가 IRB 위원뿐만 아니라 위원회 전체에 영향을 줄 수 있다는 점이 이해 갈등 요인입니다. IRB가 지역 사회의 생각을 반영해야 한다는 법적 규정이 있으나, 이러한 가치가 IRB 역할과 상충하는 경우도 있습니다. 예를 들면 공공 정책의 장기적 영향을 고려하지 말라는 IRB 관련 법과 상충하여, 일부 기관에서는 낙태와 같은 사회 정치적 문제에 민감하게 반응할 수 있습니다. 이러한 신념이 깊게 자리잡고 있다면, 기관이 가지고 있는 가치에서 자유로운 독립 IRB을 유지하는 게 실상은 어려울 수 있습니다.

신속한 심의에 대한 압력

IRB 위원들이나 행정 직원은 연구자나 기관으로부터 심의를 신속하게 진행하라는 압력을 받고는 합니다. 효과적이고 효율적인 심의 체계를 확립하는 게 모든 이들의 관심 사항이지만, 중요 쟁점들이 간과될 정도가 되어서는 안됩니다.

기관 보유 지분이나 이익

기관의 이해 갈등이 발생할 수 있는 사업체나 회사와의 계약이 증가하고 있습니다. 이런 계약에는 새로운 기술에 대한 특허권이나 파생 회사, 기술 라이센싱, 주식 보유와 같은 것들이 포함될 수 있습니다. 기관의 직접적 경제 이득과 연관된 연구를 수행할 예정이라면, 기관으로부터 영향을 받지 않으면서 독립적인 윤리적 감독(예: IRB)이 이루어질 수 있도록 적절한 보호장치가 마련되어야 합니다. IRB 독립성이 보장될 수 없다면 다른 IRB 심의를 요청하거나 다른 기관에서 연구를 수행하는 것이 바람직합니다.

심사비

마지막으로 심사비 청구가 이해 갈등을 발생시킬 수 있습니다. 연방 연구비 지원 경쟁에서 성공하면, 연구 수행에 필요한 다양한 업무를 수행하기 위해 상당한 연구비 비율을 간접비로 징수합니다. 또한 대부분의 기관들이 IRB 추가 지원을 위해서 의뢰자 주도(industry-sponsored) 연구에 대해서도 심사비를 청구하기 시작하였습니다. 수백에서 수천 달러에 달하는 심사비는 업무 수행에 필요한 합법적인 수입원입니다. 그러나 심사비는 심의 요청에 따른 것으로 IRB 승인을 조건으로 청구되는 것이 아니라는 점을 분명히 알아야 합니다. IRB 심사비를 징수하는 업무를 IRB가 아닌 다른 메카니즘(예: 계약 연구비 관리 부서나 청구 부서)으로 운영되도록 해야 합니다. IRB는 연구와 관련된 심사비 청구에 대해 완전히 모르는 상태로 운영되는 것이 이상적입니다. 물론 이러한 재정적 측면은 독립 영리법인 IRB에게 치명적인 이해 갈등이 될 수 있습니다. 심사비에서 모든 수입이 나오기 때문입니다. 그러나 이를 본질적으로 부적절한 것이라고만 할 수 없는데, 많은 독립 IRB가 신뢰할 수 있는 윤리 심의를 수행하고 있기 때문입니다. 다만, 자기 명의(IRB 이름)로 하는 사업이기 때문에 추가적 이해 갈등 요소가 되는 것은 맞습니다. 독립 IRB 고객(예: 제약회사나 CRO)은 얼마든지 다른 곳과 계약할 수 있기 때문에 독립 IRB는 고객 호의와 만족에 민감할 수 밖에 없습니다. 논리적으로 심의에서 지속적으로 트집 잡히거나 비호의적이거나 느리다고 생각되면, 제약 회사를 포함한 독립 IRB 고객은 다른 IRB로 옮길 수 있습니다. 독립 IRB는 기관 IRB가 접할 수 없을 정도의 이해 갈등 압력을 받을 수 있으나, 반대로 독립 IRB는 기관의 기대와 압력에서 자유롭기 때문에 앞에서 논의된 많은 변수로부터 자유로울 수도 있습니다. 각자의 환경은 고유의 동기부여 요소에 따라 영향을 받습니다. 그러므로 어떤 IRB도 이해 갈등으로부터 자유롭지 않습니다.

법적인 규제

IRB가 독립적이고 편견이 개입되지 않는 방식으로 운영되려면 부적절한 압력에 노출되어서는 안됩니다. 연방법에서도 연구자 이해 갈등에 관한 법적 규제를 집중하기 훨씬 이전부터 IRB 이해 갈등에 대해서 별도로 언급하였습니다. HHS3[Sec.107(e)]와 FDA4[Sec.107(e)] 두 법령에 따르면 "IRB가 요청해서 정보를 제공할 때를 제외하고, 연구 이해 갈등을 가진 IRB 위원은 해당 연구의 초기 또는 지속 심사에 참여할 수 없도록 해야 한다"고 되어 있습니다. IRB 위원 이해 갈등을 확인하는 절차와 심의에 영향을 줄 수 있는 이해 갈등 위원을 심의에서 제외시키는 절차를 마련해야 한다는 의미입니다.

IRB 이해 갈등의 관리

최근 연구자 이해 갈등관계가 주목을 받고 있는 것과는 대조적으로, 이와 유사한 IRB 이해 갈등은 주목받은 적이 별로 없습니다. 이는 아마도 IRB가 연구 수행에 직접적으로 연관되지 않는다는 사실과 윤리적 검토를 하는 사람이라면 왠지 인간의 본능에 덜 영향을 받을 것으로 생각되는 측면 때문일 것입니다. 이유가 어찌되었든 IRB나 IRB 결정 과정에 발생할 수 있는 이해 갈등을 다룬 저자나 정책 입안자는 거의 없었습니다. 연구자 이해 갈등과 마찬가지로 첫번째로 해야 하는 일이, (아마도 가장 어려운) 이해 갈등이 존재한다는 사실을 인지하는 것입니다. 이해 갈등이 확인되고 인정되면, 이해 갈등 영향을 최소화하거나 제거할 수 있는 조치가 이루어져야 합니다. IRB 위원이 심의 대상 연구에 연구자로 참여하고 있는 시나리오를 통해 어떤 방법들이 있는지 알아보고자 합니다. 우선 앞에서 서술된 많은 이해 갈등과 마찬가지의 방법을 사용할 것입니다. 전형적으로 확인 절차는 연구자이면서 IRB 위원인 자신의 확인(self-identification)에 의존하게 됩니다. 이해 갈등이 확인되면 이해 갈등이 있는 연구계획서 심의에서 해당 위원이 어떻게 제외되어야 하는지 규정과 지침으로 정해 두어야 합니다.

회의 위원 기피

정식 회의에서 해결책은 이해 갈등 연구 심의가 진행되는 동안 거론된 위원이 회의실을 나가 있도록 하는 것입니다. 이 방법은 다음의 두 가지 영향을 최소화합니다. 첫째, 연구자 IRB 위원은 당연히 해당 연구에 좋은 느낌을 주려는 경향이 있다는 점입니다. 둘째, 다른 IRB 위원들도 해당 IRB 위원에 대한 배려로 공개 토론과 비평을 자유롭게 할 수 없다는 점입니다. 그러므로 회의실에서 나가 있는 게 해당 위원의 이해 갈등 관리에 가장 분명한 방법입니다. 그러나 일부 IRB에서는 다른 연구자들과 같이 초기 토론에 참석하여 해당 IRB 위원이 질문에 답해 주기를 바랄 수도 있습니다. 이것은 앞에서 언급된 대로, 규정에 의해 분명히 허용되는 것입니다. 이것은 IRB에서 규정으로 택했다면, 이해 갈등 IRB 위원이 회의실에서 퇴실한 후에 남은 위원들의 자유로운 토론을 위한 시간이 주어져야 합니다.

그러나 이해 갈등 위원이 회의실을 나가면 정족수 미달이 발생하는 경우가 발생합니다. 이 때문에 회의를 중단해야 한다면 난처한 상황에 처할 수도 있습니다. 이해 갈등 위원이 회의실을 나가는 것을 선호하지만, 정족수 규제 요건을 충족시키기 위해서는 해당 위원 참석이 필요한 딜레마에 빠지게 됩니다. 이러한 상황에서는 충분한 인원이 참석해야 한다는 정족수 문제보다, 편견 없는 독립적

조직에 의해 연구가 검토되도록 보장하는 환경이 우선되어야 바람직합니다.

제 개인적인 의견은 정족수 문제를 해결하기 위해 이해 갈등 위원이 회의에 참석하고 이로 인해 취약한 심의가 이루어진다면, 나무만 보고 숲을 놓치는 것이라고 생각합니다. 현재 법령에서는 최소 정족수로서 3명의 위원(최소 5명의 총 인원)의 참석을 요구하고 있습니다. 실질적으로 대부분의 IRB가 이보다 더 큰 위원으로 구성되어 있다는 점을 고려한다면 더욱 신뢰할 수 있을 것입니다. 즉 20명의 인원으로 구성된 IRB에서 11명의 위원들이 참석했고, 이해 갈등이 있어서 한 위원이 일시적으로 자리를 비워야 하는 상황을 상상해 봅시다. 10이란 숫자는 법에서 정하고 있는 최소 정족수의 3배를 넘는 숫자임에도 불구하고 이해 갈등 위원을 제외한 10명의 위원 수가 심의를 진행하기에 충분하지 않다고 하기엔 납득하기 어렵습니다.

법에 따르면 정족수에 맞는 위원 참석이 요구됩니다. 그리고 앞서 말한 바가 이 법을 무시하라는 의미는 아닙니다. 가장 좋은 접근방법은 어떤 상황에서도 정족수에 문제가 없도록 적절한 수의 위원들이 참석하도록 하는 것입니다. 불참 위원을 대신하는 예비위원 참석이나, 회의 날짜에 대한 지속적인 알림, 회의 참석을 반드시 해야 하는 것으로 생각하는 위원들의 선정 등이 도움이 될 것입니다.

결론

IRB 이해 갈등은 절차의 신뢰성을 훼손시킬 수 있으므로, 어떤 방법을 이용해서든 이를 제거해야 합니다. 특정 영향이 실재한 것이든 그냥 인지된 것이든, 내부에서 비롯되었든 외부에서 비롯되었든, 의식적이든 무의식적이든 간에 상관 없이 IRB는 이해 갈등으로부터 자유로울 수 없습니다. 인식(self-awareness)해서 도움을 받아야 합니다.

참고

국내법의 관련 조항은 다음과 같습니다.

1. 의약품 임상시험 관리기준([별표4] 개정 2014.8.21) 제6호나목2)에 따르면, 시험자 및 의뢰자와 이해 관계가 있는 위원은 해당 임상시험에 대한 결정 과정에 참여하거나 의견을 제시할 수 없도록 명시하고 있습니다.

연구 광고

CHAPTER 3-4

Rachel Homer, Rachel Krebs, and Linda Medwar

연구 광고

모든 연구 광고(포스터, 브로슈어(소책자), 매체 광고 대본 등)은 IRB 승인을 받고 나서야 사용될 수 있습니다. '연구피험자 모집'에 대해서 미 FDA 정보집(1998년)에서 연구 광고 서식으로 다음과 같은 가이드라인을 제시하고 있습니다.

- 연구자 또는 연구 기관 이름과 주소
- 연구 대상 질환 또는 연구 목적
- 요약된 선정 기준과 제외 기준
- 연구 절차에 대한 간략한 설명
- 연구 참여시 소요되는 시간과 피험자 준수사항(방문 횟수와 추적 검사를 포함한 기간 등)
- 연구 참여 보상/배상
- 연구 장소와 추가 정보를 위한 연락처

다음 사항은 추가 고려해야 할 지침입니다.

- 연구 참여 광고에 금전적 보상이 강조되어서는 안된다.
- 연구 참여 광고에 '공짜'나 '재미있는'과 같은 표현을 사용해서는 안된다.
- 광고에 '연구' 참여가 요청된다는 점을 명확히 해야 한다.
- 연구 목적을 피험자가 오해하지 않도록 해야 한다.

연구 시작 전, 피험자 모집(동의 승낙 절차가 시작되는 시점)은 물론 피험자 모집 가능성도 신중하게 판단되어야 합니다. 이러한 노력은 연구가 진행되는 동안에도 지속되어야 합니다. 이런 이유로 IRB는 연구피험자 모집을 위해 사용되는 방법과 자료, 절차, 도구들을 실제 시행하기 전에 먼저 검토해야 합니다. 피험자 모집에서 흔히 사용되는 방법으로는 광고 매체(전단지, 포스터, 보도 자료, 소책자)와 방송 매체(신문, TV, 라디오, 웹사이트), 모집 편지, 데이터 베이스와 의무기록 검토, 지역 모임에서 공지하는 방법이 있습니다.

전단지와 포스터, 소책자

전단지와 포스터, 브로슈어(소책자)는 잠재적인 연구피험자들에게 연구 참여를 요청하기 위해 자주 사용되는 방법입니다. 이런 광고는 대개 연구 대상 집단을 공략하기 가장 좋은 장소에 게시되곤 합니다. 예를 들어 공개 게시판이나 직장, 사업체, 학교, 대중 교통 수단(버스, 지하철, 기차), 식당과 같은 장소가 대표적입니다. 전단지나 포스터, 브로슈어(소책자) 등의 광고를 올리기 위해서는 IRB 승인도 받아야 하지만 게시할 장소의 기관장 허가도 추가로 받아야 합니다. 이러한 허가 취득은 광고 게시 전 모두 이루어져야 하며, 허가 문서를 IRB에 제출해야 하는 경우도 있습니다. 이런 종류의 광고는 모두 문서이기에 잠재적 피험자가 충분한 정보를 근거로 결정할 수 있도록 정확하고 균형 잡힌 정보로 구성되어 있어야 합니다. 보상 또는 배상 정보를 광고에 포함시킬지 여부는 연구 성격과 개별 IRB 정책과 지침에 따라 달라질 수 있습니다. 물론 보상이나 배상 문제가 연구 참여 여부에 주요 요인으로 작용할 수 있지만, 이를 광고에 언급할지 여부는 신중하게 판단되어야 합니다. 또한 피험자 참여를 강요하지 않도록 표현되어야 합니다. 아래 제시된 광고의 예를 보면, 허용할 수 있는 사안과 허용될 수 없는 사안을 구분할 수 있을 것입니다.

그림 3-4.1은 IRB에서 승인하지 않아야 하는 광고입니다. 이 광고에는 몇 가지 문제점들이 보입니다.

- 금전적 보상이 강조됨
- '신나는' 및 '빠른', '첨단', '무료' 와 같은 현혹시키는 단어들이 사용됨
- 연구 참여 연령이 명시되어 있지 않음
- 연구 목적이 명시되어 있지 않음

- 연구라는 사실에 대한 언급이 없음
- '뚱뚱한' 이란 용어는 모욕적일 수 있음
- 연락할 수 있는 담당자 이름이 누락됨
- 연구 실시 기관이 명시되지 않음
- 광고 목적이 이상함

그림 3-4.2는 IRB 승인 가이드라인을 충족시키는 광고입니다. 이유는 다음과 같습니다.

- 접근이 직설적이고 정직함
- 연구 종류가 명확하게 적혀있음
- 연구 참여 적합 연령이 명시됨
- 연구 목적이 분명하게 명시됨
- 피험자 예상 이득이 명시됨
- 연락할 수 있는 담당자 성명이 명시됨
- 연구 참여 기관이 명시됨

그림 3.4-1 승인되지 않은 광고

빠르게 체중 감량하고 현금을 받으세요!!!
신나는 체중 감량 연구에 참여하세요

- 10대인가요?
- 뚱뚱해서 살을 빼고 싶은가요?

'예' 라면 귀하는 체중 감량 연구에 참여하기에 적합한 분입니다.
무료로 건강 검진을 받고 최신 영양 프로그램에 참여할 수 있습니다.
또한 OOO원 상당의 현금과 주차권을 받게 될 것입니다.
약물 투여도 없습니다.

상세 정보는 (213)456-9870으로 전화주세요

그림 3-4.2 수정된 광고

체중 감량과 당뇨 예방 연구
중요한 영양 연구 과제에 참여해 보세요.

- 13~21세 사이의 연령인가요?
- 체중 감량을 위해 식이습관을 바꾸기 원하나요?

이러한 질문에 모두 '예' 라고 대답했다면, 귀하는 영양 연구 과제에 참여하기에 적합할 수 있습니다.

이 연구의 목적은 2형 당뇨병을 예방하는 데 있어 서로 다른 식이요법들의 유효성을 비교하고자 하는 것입니다. 연구 참여에 따른 혜택으로 종합적인 검진과 영양 프로그램이 제공됩니다.
또한 연구 참가자들에게 약간의 금전적 보상과 주차권이 제공될 것입니다.
본 연구에서 약물은 투여되지 않습니다.

청소년(13세 이상) 및 성인(21세 이하) 모두 연구에 참여할 수 있습니다.
본 연구는 Central Hospital에서 진행되고 있습니다.

상세 정보를 원하시면 Beth Woods에게 연락 주시기 바랍니다.
(213)456-9870

참고

국내법규 관련 조항은 다음과 같습니다.

1. 의약품 임상시험 관리기준([별표4] 개정 2014.8.21) 제7호라목3)에 따르면 시험책임자가 임상시험 실시 전에 심사위원회에 제출하여 검토를 받아야 하는 문서 중 하나로 대상자 모집절차(광고 등을 포함한다)를 열거하고 있습니다.

피험자에게 제공되는 비용

CHAPTER 3-5

Bruce G. Gordon, Joseph Brown, Christopher Kratochvil, Ernest D. Prentice, and Robert Amdur

피험자에게 제공되는 비용

- 비용상환(reimbursement)인지, 유인책(inducement)인지를 결정하는 게 피험자 비용과 관련한 윤리 평가의 첫번째 단계입니다.
- 비용상환에는 위험 감수(taking risk)나 불쾌함, 불편을 겪게 되는 것에 대한 비용이 포함되지 않습니다.
- 연구 참여로 인한 실질 비용에 대해 상환하는 것이 기본 수준의 합리적 접근법(a minimum reasonable approach)이라 할 수 있습니다.
- 유인책이 될 수 있는 비용을 허용하고자 한다면, 적정 수준의 금액을 결정할 수 있는 두 가지 모델이 있습니다(시장 모델과 임금 지불 모델).

피험자에게 연구 참여 비용을 지불하는 것은 논란이 되는 뜨거운 윤리 문제 중 하나입니다. 이 장에서는 실제 어떻게 시행되고 있는지에 대해 알아보겠습니다.

비용상환 대(對) 유인책

피험자 비용 지불에 대해 윤리적 평가를 하기 위해서는 우선 비용을 지불하는 것이 비용상환(reimbursement)인지 유인책(inducement)인지를 결정해야 합니다. 연구 참여로 피험자가 지불한 비용을 보상하고자 비용을 지불한 것이라면 이는 비용상환입니다. 이러한 비용상환과는 달리, 금전적 이득을 위해서 연구에 참여하도록 동기를 부여하기 위해 비용을 지불하는 것은 유인책입니다.

비용상환과 유인책을 구별하는 것이 IRB 평가에서 매우 중요한 부분입니다. 액수에 무관하게 연구 참여로 발생한 비용을 상환하는 것에는 윤리적 쟁점 사항은 없습니다. 당연히 비용 상환은 사람들에게 연구에 참여하도록 강요하는 요소가 되지 않습니다. 우려해야 하는 부분은 금전적인 유인책(inducement payment)입니다. 어디까지를 적절한 보상이라 보고, 어느 수준부터 유인책으로 봐야 하는지 IRB가 짚고 넘어가야 하는 범주라 할 수 있습니다.

금전적 유인에 대한 윤리적 쟁점

금전적 유인과 부당한 영향

연구에 참여하도록 유인하기 위해 돈을 사용하는 것에 반대하는 주된 이유는 이런 금전적 유인이 부당한 영향(undue inducement)을 미친다는 점입니다. 부당한 영향은 연구 참여가 온전히 자발적이어야 한다는 '인간 존중'의 벨몬트 원칙를 위반하는 것입니다. 재정적 유인은 사람들이 하지 않았을 일(예: 연구참여)을 하게 할 수 있습니다(실제로 그런 의도입니다). 이에 대한 반론은 다음과 같습니다. 피험자 자신의 결정에 따른 최종 결과들을 피험자가 이해하고 있다면, 피험자들이 하기 원하는 일을 하지 못하도록 막는 것은 IRB의 지나친 간섭이라는 것입니다.

금전적 유인과 벨몬트 "정의의 원칙"

금액 지불을 통한 유인책에 반대하는 다른 논의는 경제적 비수혜 집단이 불공평하게 많은 몫의 연구 위험을 감당하게 된다는 것입니다. 이는 벨몬트 '정의의 원칙'을 위반합니다. 이에 대한 반론은 연구를 부담(burden)으로만 간주해서는 안 된다는 주장입니다. 연구 이득이 주로 피험자들에게 분배된다면, 비용 지불은 전통적으로 임상시험에 참여하지 않는 아프리카계 미국인의 피험자 참여를 촉진하며 이는 윤리적으로 용인되고 적절하다는 주장입니다.

비용 지불 모델

연구피험자에게 비용 지불을 허용하기로 결정하였다면, 어느 정도의 보상이 적절하다고 해야 할지를 결정해야 합니다. 연구피험자 비용 지불 모델로서 (1) 시장 모델, (2) 임금 지불 모델, (3) 비용상환 모델의 세 가지 모델이 제안되고 있습니다.

시장 모델

시장 모델에서는 공급 수요 법칙으로 연구 참여에 대한 피험자 비용 지불 금액을 결정합니다. 지불 수준은 연구 참여로 인한 잠재적 위험과 이득 사이의 균형에 따라 결정되는 데, 예상되는 이득에 비해서 고위험이거나 큰 불편이 초래될수록, 많은 금액의 지불이 이루어지는 것입니다. 이 모델은 피험자 모집 속도를 높이기 위한 보상, 또는 피험자가 연구를 완료하도록 하기 위한 보너스도 허용합니다.

임금 지불 모델

이 지불 모델의 전제 조건은 연구 참여란 약간의 훈련과 낮은 정도의 위험성만이 내포된 미숙련 업무이므로 시간당으로 표준 임금이 지급되며, 다른 미숙련 노동에 준한 금액을 보상받으며 유해한 시술이 있는 경우 보너스가 추가됩니다.

비용 상환 모델

비용 상환 모델이란 어떠한 금액도 용인할 수 없다고 결정한 IRB가 선택할 수 있는 모델입니다. 비용 상환 모델에서 지불 금액 결정은 피험자가 실제 연구 참여로 발생한 경비를 상환하는 것입니다. 경비(expense) 정의에 약간의 융통성을 두어, 업무를 하지 못한 시간으로 인한 임금을 포함시킬 수 있습니다. 그러나 비용 상환 모델에는 피험자 불편이나 불쾌함에 대한 보상은 없습니다.

비용 지불에 관한 다른 문제

단계별 비용 지불

미 FDA에서는 피험자 연구 참여 기간에 따른 단계별 비례 비용 지불 시스템을 명확히 요구하고 있습니다. FDA 정보지에서 언급된 바에 따르면, “피험자 지불액은 연구 진행에 따라 지불되어야 하며, 연구 완료를 조건으로 지불되어서는 안 된다"라고 명시하고 있습니다(2009). 연구 참여를 철회한 경우 단계별 비례 배분 체계에 따라 비용이 지불되어야 합니다. 동의 철회가 자발적인지 비자발적인지 여부와 상관없습니다.

미성년자 지불

대부분의 IRB에서는 연구 참여 소아에 대한 비용 지불을 허용하고 있습니다. 그러나 정부 기관과 전문가 단체에 따라 매우 제한적 허용을 하고 있으며, 때로는 모순된 가이드라인을 제시하고 있습니다. 성인 비용 지불에 대한 우려 사항이 동일하게 미성년자 피험자에게도 동일하게 적용되지만 더 복잡합니다. 어린이와 청소년은 금전적 보상에 영향을 매우 쉽게 받으며 연령과 성숙 정도에 따라 급변합니다. 나이 어린 청소년(younger adolescents)과 어린이(children)는 위험에 대한 이해 능력이 떨어져 위험-이익 평가를 제대로 수행하기 어렵습니다. 특히 자신은 취약하지 않으며 완벽하다고 자신하는 청소년이라면 더욱 해당됩니다. 이러한 이유로 금전적인 유인책에 너무나도 쉽게 희생될 수 있습니다.

소아에게 허용되는 금액 지불과 마찬가지로, 부모에게 금액 지불하는 것도 윤리적 우려 사항입니다. 미 소아과학회는 "미성년자가 피험자로 연구에 참가하는 허락에 대한 보답으로, 성인 대리인에게 금액을 지불하는 경우 중대한 윤리적 문제가 발생된다"고 언급한 바가 있습니다(1995). 물론, 연구 참가로 인한 재정적 비용(예: 임금 손실, 자동차 경비, 음식)이 부모에게 발생되므로 부모에게 지불하는 것이 더 낫다는 주장도 있습니다.

가장 좋은 타협은 지불 방법을 여러 가지로 조합하는 것입니다. 연구 참가에 따른 재정적 비용은 부모에게 보상하고, 연구 부담을 감내해야 하는 소아에게는 약간의 보수를 지급하는 것입니다. 미성년자에게 직접 지불하는 경우, 시간당 최저 임금에 해당하는 금액을 지불하는 것이 적절한 가이드라인입니다.

복권

보상 문제에 더해, 피험자 보상의 형태나 연구 참여 격려 방법으로 복권 또는 금전이나 상품에 관한 제비 뽑기 사용을 허용해 달라는 요청이 종종 있습니다. 복권 사용은 연구에 참여할 때 이루어지거나, 연구계획서 준수와 연구 완수를 조건으로 이용할 수도 있습니다.

그러나 복권 사용은 추가되는 윤리적 문제가 있습니다. 우선 가치 있는 내용물이 불공평하게 분배된다는 점입니다. 즉 한 사람만이 복권에 당첨된다는 것입니다. 이는 정의의 원칙에 반합니다. 둘째, 대부분의 사람들이 복권 당첨 가능성을 과대 평가하기 때문에 거액의 금액 지불 가능성으로 충분한 정보 제공에 근거한 동의 절차를 훼손한다는 점입니다. 과대 평가는 당첨 가능성이 적고 상금은 큰 복권일 경우 증대되며 더 문제가 됩니다. 마지막으로 비용이 하나도 들지 않는 연구는 없습니다. 비용이 적게 발생하는 연구도 그에 상응하는 보상이 이루어 져야 합니다. 소수의 참가자들에게 큰 상금을 지불하는 것은 피험자 연구 참여에 따른 보상 균형을 위반하는 것입니다. 이는 연구 참여에 대해 부당한 유인책이 될 수 있다는 중대한 문제를 초래합니다.

참고

국내법규 관련 조항은 다음과 같습니다.

1. 의약품 임상시험 관리기준([별표4] 개정 2014.8.21) 제6호가목9),10)에 따르면, 대상자가 임상시험에 참여하는 대가로 금전적 보상을 받는 경우, 이에 대한 검토를 IRB의 업무로 규정하고 있습니다.

9) 대상자가 임상시험에 참여하는 대가로 금전적 보상을 받는 경우 심사위원회는 그 보상액, 보상방법 및 금전적 보상이 대상자가 임상시험에 참여하는 데 부당한 영향을 미치는지를 검토하여야 한다. 이 경우 금전적 보상이 대상자의 임상시험 참여 정도와 참여 기간에 비추어 적절한지 및 대상자에 대한 보상이 임상시험에 끝까지 참여할 것을 조건으로 하는지를 검토하여야 한다.

10) 대상자가 임상시험에 참여하는 대가로 금전적 보상을 받는 경우 심사위원회는 그 지급방법과 지급시기 등 금전적 보상에 관한 정보가 시험대상자 설명서 또는 그 밖의 대상자에게 제공하는 문서에 명확하게 기록되어 있는지를 확인하여야 한다. 이 경우 심사위원회는 임상시험을 종료하지 못한 대상자에 대한 보상 방안 유무를 확인하여야 한다.

참고 문헌

American Academy of Pediatrics, Committee on Drugs. (1995). Guidelines for the ethical conduct of studies to evaluate drugs in pediatric populations. *Pediatrics*, 95(2), 286 294.

U.S. Food and Drug Administration. (2009). *Payment to research subjects*. Available: http://www.fda.gov/ScienceResearch/SpecialTopics/RunningClinicalTrials/GuidancesInformationSheetsandNotices/ucm116330.htm

연구 결과 피험자 접근 제한

CHAPTER 3-6

Thomas Keens and Robert Amdur

연구 결과 피험자 접근 제한

- 연구 결과가 피험자에게 제공되는지(또는 제공되지 않는지)에 대해 명확한 고지가 선행되어야 윤리적 연구라 할 수 있습니다.
- 피험자에게 연구 결과를 알리지 않는 때 고려해야 할 가장 중요한 윤리적 고려 사항은 연구 결과가 가지는 예측성과 가치, 이론상의 정보로 인해서 피험자가 겪을 수 있는 사회적/심리적 위해 가능성입니다.
- 경우에 따라서는 피험자가 연구 결과에 접근하지 못하게 하는 연구 디자인이 적절할 수도 있습니다.
- 피험자가 연구 결과로 심각한 정신적 스트레스를 경험할 수 있다면, 연구 참여 위험을 최소화하기 위해 전문가 상담이 마련되어 있어야 합니다.

어떤 질병에 노출될 가능성을 검사하는 연구계획서가 제출되었다면, 해당 IRB는 연구 결과를 피험자들에게 알릴지 여부를 심의해야 합니다. 피험자가 결과 요청을 하지 않아도 연구 결과를 피험자들에게 제공하는 연구가 있는 반면, 제한된 상황에서만 피험자들에게 결과를 제공하는 연구도 있습니다.

윤리 원칙

연구 결과를 피험자에게 알려야 하는가의 문제는 벨몬트 원칙의 "인간 존중의 원칙"과 "선행의 원칙"와 관련되어 있습니다. 얼핏 보기에는 이 두 가지 원칙은 상충되어 보입니다.

인간 존중의 원칙

"인간 존중의 원칙"에서는 피험자의 연구 참여 결정이 내포하는 모든 의미와 영향을 충분히 알 수 있도록 해야 한다는 게 윤리적 연구라고 하고 있습니다. '피험자 연구 결과 통보'에 관한 질문에 "인간 존중의 원칙"은 두 가지 방법으로 적용될 수 있습니다. 우선, 피험자 결정이 미칠 수 있는 영향에 대해 충분히 설명을 한 후 연구 결과를 제공 받을 것인지 여부를 피험자가 선택하도록 해야 한다는 것입니다. 또 다른 관점은 연구 결과를 받는 것과 받지 않는 행위가 갖는 의미를 잠재적 피험자가 이해하고 있어야 하지만, 연구자에게 연구 결과를 공개하도록 요구할 윤리적 정당성은 없다는 것입니다. 피험자가 반드시 연구에 참여해야 할 필요는 없습니다. 연구 결과 접근이 제한된 연구에 대해 동의하지 않아 연구에 참여하지 않겠다는 피험자 자기 결정권을 행사할 수 있도록 하는 것이 가장 윤리적입니다.

선행의 원칙

"선행의 원칙"이란 피험자의 잠재적인 이득을 최대화하고 위험은 최소화해야 한다는 의무를 말합니다. 만약 연구 정보가 피험자 이득을 최대화하거나 피험자 위험을 최소화시킬 수 있다면, 피험자에게 해당 연구 정보를 제공해야 한다는 의미입니다. 동시에 선행의 원칙은 연구 정보가 피험자에게 위해를 유발한다면, 피험자에게 해당 정보를 알리지 않아야 한다는 의미이기도 합니다.

연구 결과 고지로 인해 초래될 수 있는 상황으로는 정신적 스트레스나 사회적 비난, 차별, 그 밖의 여러 사회적 위해가 포함되나, 연구 결과로 인해 피험자에게 피해가 될 수 있는 대부분의 경우는 연구 결과가 가지는 의미가 불확실할 때입니다. 연구 결과가 확실하지 않은 이론상의 정보라면(즉 임상적 의미가 아직 입증되지 않은 정보), 선행의 원칙에 따르면 피험자에게 연구 결과를 알려줄 연구자 의무는 없습니다.

권고 사항

임상 연구계획서 심의시, IRB에서는 연구 관련 정보를 피험자에게 제공할지 여부를 결정하기 위해서 아래 사항들을 고려해야 합니다.

1. 연구 결과가 어느 정도까지 피험자들에게 공개되는지를 완벽하게 이해할 수 있도록 해야 윤리적 연구라 할 수 있습니다.
2. 피험자에게 연구 결과를 알리지 않는 때 고려해야 할 가장 중요한 윤리 사항은 연구 결과가 가지는 예측성과 가치, 이론상의 정보로 인해서 피험자가 겪을 수 있는 사회적/심리적 위해 가능성입니다.
3. 경우에 따라서 피험자가 연구 결과에 접근하지 못하게 하는 연구 디자인이 적절할 수도 있습니다.
4. 피험자가 연구 결과로 심각한 정신적 스트레스를 경험할 수 있다면, 연구 참여 위험을 최소화하기 위해 전문가 상담이 마련되어 있어야 합니다.

연구피험자 속이기

CHAPTER 3-7

Laurie Slone, Jay Hull, Robert Amdur

연구피험자 속이기

피험자 속이기 절차가 포함되어 있는 연구에 대해 미 심리학회(APA)에서 마련한 가이드라인은 다음과 같습니다.

- 연구 참여로 초래하는 피험자의 신체적 위험이나 불편, 불편한 감정적 경험과 같이 연구 참여 의지에 영향을 미칠 요인에 대해서는 피험자를 절대 속여서 안됩니다.
- 연구 디자인 특성과 시험적 진행을 위해 필요한 절차로 피험자 속이기 기법을 연구에서 사용한 경우, 가능한 한 빨리 피험자에게 설명되어야 합니다. 연구 종료 시점보다는 피험자의 연구 참여가 완료된 직후가 바람직합니다.

연구 관련 정보 제공

- 해당 연구가 가지고 있는 과학적 또는 인도적 가치(scientific or humane values) 때문에 연구 정보 제공이 지연되거나 보류될 수 있다고 판단된다면, 연구자는 피험자 위험을 감소시키기 위한 조치를 적절히 취해야 합니다.

(계속)

연구피험자 속이기 (계속)

속이기 기법 동의서에는 다음의 가이드 라인이 적용되어야 합니다.

- 동의서가 피험자 속이기 도구로 사용되어서는 안되며, 동의서에는 진실만이 기술되어야 합니다.
- 연구 절차에 관한 내용을 동의서에 가능한 많이 기술해야 합니다.
- 연구 절차를 알려 주는 것이 연구 특성을 훼손한다면, 세부 내용을 동의서에 상세히 설명하지 않아도 됩니다.

이 장에서는 피험자를 의도적으로 속이는 참여 연구에 관한 내용을 다루고자 합니다. 속이기 기법은 인간 행동과 특성을 평가하는 방법으로 흔히 사용됩니다. 자신의 행동이 평가되고 있다는 사실을 알게 되면 자신의 행동과 특성을 왜곡시켜 정확한 정보를 얻지 못하게 한다는 것이 속이기 방법의 이론적 근거가 있습니다.

피험자 속이기 연구 가이드라인

속이기 방법을 사용하지 않고서는 인간 행동에 관한 사항을 연구하는 것이 불가능하다면, 이후 비용과 이득에 대한 정당성 문제로 이어지게 됩니다. 피험자 속이기를 통해 얻는 지식의 정도가 속이기로 발생할 수 있는 잠재적 위해성에 비해 어느 정도인지의 문제입니다. 어느 정도는 개인 가치 문제이지만, 속이기 기법으로 인한 부정적인 영향을 최소화하기 위해선 구체적인 행동 강령(codes of conduct) 수립이 필요합니다. 미 심리학회에서 속이기와 관련된 행동 강령을 수립하였습니다.

8.07 연구에서 속이기

a. 심리학자는 다음의 경우를 제외하고는 속이기 사용을 시행해서는 안 된다. 연구가 향후 의미 있는 과학적, 교육적, 응용 가치가 있어 속이기가 정당화될 수 있다고 판단된 경우 그리고 비슷한 효과를 가진 비(非) 속이기 방법이 불가능한 경우이다.

b. 심리학자는 육체적 고통 또는 심각한 감정적 위해를 유발할 수 있다고 예상되는 연구에 잠재적 참여자를 대상으로 속이기 방법을 사용하지 말아야 한다.
c. 심리학자는 가능한 한 빨리 참여자들에게 속이기가 연구 목적과 수행에 있어서 중요한 부분이었다는 점을 설명해야 한다. 가장 바람직한 시기는 연구 참여가 끝난 바로 그 시점이 좋으나, 적어도 자료 수집이 끝나는 시점까지는 설명해야 한다. 이는 참여자들이 자신들에 대한 데이터를 연구에 포함하지 않도록 할 수 있는 기회를 주기 위해서이다.

8.02 연구 참여자들에게 연구 정보 제공

A. 심리학자는 참여자들이 해당 연구 특성과 결과, 결론에 대한 적절한 정보를 얻을 수 있는 기회를 제공해야 한다. 또한 연구자들은 알고 있지만 참여자들이 오해할 수 있는 부분이 있다면, 연구자는 이를 교정할 수 있는 합리적인 조치를 취해야 한다.
B. 만약 해당 정보 제공을 미루거나 유보하는 것이 과학적 또는 인간적 가치를 정당화하는 데 필요하다면, 심리학자는 피해 발생 위험을 줄일 수 있는 합리적인 조치를 취해야 한다.
C. 연구 절차로 인해 참여자가 피해 받을 수 있다는 사실을 인지한 경우, 심리학자는 이러한 피해를 최소화할 수 있는 합리적인 조치를 취해야 한다. (APA, 2002)

연구 내 속이기 사용 시 미 심리학회가 연구자에게 요구하는 사항은 다음과 같습니다. (1) 속이기 사용 시 새로 발생하거나 악화되는 피해 가능성을 검토한 비용 대비 이득 분석 수행, (2) 고려할 수 있는 대안적 방법, (3) 연구 종결 시 속이기에 대한 충분한 설명 또는 해당 정보 제공 유보의 명시적 정당성, 마지막으로 어떠한 경우에도 연구 참여자의 안전과 편안함이 가장 우선시되어야 한다는 것입니다.

동의서 가이드라인

정의상 속이기 절차와 충분한 정보 제공에 따른 동의가 양립하기는 불가능할 수 있습니다. 이에 미 심리학회에서는 행동 강령을 통해 다음과 같은 내용을 분명히 했습니다. "피험자의 연구 참여 의지에 영향을 줄 수 있는 의미 있는 내용들에 대해서는 연구 참여자를 속여서는 안 된다"[2002, p.807(b)]. 연구 참여자들은 연구에 대한 모든 정보를 제공받지 못할 수 있겠지만, 분명한 것은 연구 가설 검정력을 위협하지 않는 내에서 관련 정보를 최대한 제공받아야 한다는 점입니다. 부정확한 정보(Inaccurate information)를 포함한 동의서라면 IRB에서 승인하지 않도록 권고합니다. 동의서는 다음의 가이드라인을 따라야 합니다.

- 동의서는 피험자를 속이기 위한 도구로 사용되어서는 절대 안되며, 진실이 아닌 것은 동의서에 기술해서는 안 된다.
- 연구 절차에 대해서는 가능한 한 많은 내용이 동의서에 기술되어야 한다.
- 연구의 특성 상 연구 절차에 대해 알릴 수 없는 연구에 해당한다면, 동의서에 연구의 세부 내용을 설명하지 않아도 되나 다음 사항은 꼭 유념해야 한다. 연구자와 피험자 관계는 실제적인 관계이며, "존엄성을 지닌 또 다른 인간으로 피험자에 대해야 하는 막중한 책임이 있다는 것" 입니다.

참고 문헌

American Psychological Association. (2002). *Ethical principles of psychologists and code of conduct*. Available:http//www.apa.org/ethics/code/code.pdf

질적 사회 과학 연구

CHAPTER 3-8

Dean R. Gallant and Robert Amdur

질적 연구

- 충분한 정보에 근거한 동의는 질적 연구에서 가장 중요한 부분입니다. 질적 연구 대부분이 탐색적 속성을 가지고 있어, 연구가 시작되는 시점까지도 연구진조차 탐구하고자 하는 영역을 정확히 알지 못하는 경우가 있습니다.
- 피험자가 질적 연구에 참여하는 과정 전반에 걸쳐 동의가 유지되도록 디자인되어야 합니다.
- 질적 연구 연구자는 특이하게 신고해야 하는 상황에 마주칠 수도 있습니다. 예를 들어 소아/노인 학대와 방임의 증거를 확보하거나, 본인이나 타인이 피해를 입힐 가능성이 예상되는 경우 등이 대표적입니다. 연구자가 신고해야 할 상황에 노출될 가능성이 있다면 이러한 상황을 미리 대비해 두어야 합니다.
- 식별 가능한 정보가 오랜 기간 동안 보유되거나 민감한 주제를 다루는 경우라면, 미 연방법과 주법, 지방법에 따라 공개해야 하는 의무에서 벗어나 보호받을 수 있도록 비밀 보장 증명서를 얻어 두는 게 적절할 것입니다.

모든 연구가 가설 검정 형식(standard hypothesis driven format)에 따라 수행되는 것이 아닙니다. 실험실이나 임상 시험 환경이 아닌 곳에서 이루어지는 연구도 있습니다. 대표적인 연구로 인류학자나 민속학자, 사회과학자, 설문조사자, 심리학자, 구술 역사학자 등이 오랜 전통을 가지고 연구해 오고 있는 질적 연구 분야가 있습니다. 가설을 실험하고 검정하기 보다는 가설을 만들어 내는 것이 질적 연구의 목적입니다. 질적 연구 방법론으로는 관찰(연구참여자 관찰)이나 설문조사, 자료수집, 인터뷰, 기존 자료 검토/분석이 있습니다. 질적 연구 분야가 워낙 넓기 때문에 IRB는 물론 연구자, 피험자 모두가 매우 특별한 상황에 노출될 수 있습니다.

질적 연구에서 발생할 수 있는 위험의 유형

비밀 보장 파기

자신의 일상 생활을 친구와 동료들과 공유하는 것은 일상적인 일입니다. 그러나 많은 형태의 질적 연구는 피험자 정보를 수집하여 연구 결과로 출판하고 발표하는 것이 목표입니다. 리포터처럼 참가자들이 한 말을 직접 인용하는 것이 아니더라도, 대개 조사로 얻어진 정보를 요약 정리해 발표하곤 합니다. 만약 피험자나 다른 사람이 알아차릴 수 있을 정도로 피험자 신원 보호가 허술하다면 피험자는 매우 곤란해하거나 불쾌할 수 있습니다. 더 나아가 심각한 피해를 입을 수도 있습니다. 발표된 자료에만 한정되지 않으므로, 연구자들은 민감한 자료에서 식별 가능 정보를 가능한 신속히 분리시켜야 합니다.

프라이버시 침해

프라이버시란 용인되지 못하는 침해(unsanctioned intrusion)로부터 자유로운 상태를 의미합니다. 개인에게는 프라이버시를 존중 받을 권리가 있으며, 여기에는 자신의 정보를 타인과 공유하는 정도와 시기, 환경을 통제할 수 있는 권리도 포함됩니다. 프라이버시 침해는 벨몬트 보고서에서 언급한 인간 존중 원칙의 위반입니다.

악행의 정당화

연구에 따라서 본래의 의도와 다르게 연구 참여자의 바람직하지 않은 특징을

촉발시킬 수 있습니다. 예를 들어 10대들의 마약류 사용에 대한 연구에서 연구자는 피험자와 신뢰 관계를 돈독히 할 필요가 있으며, 이를 위해 그들의 약물 복용 행동을 비난하지 않고서 대화를 이어가야 하는 상황에 처할 수도 있습니다. 이처럼 옳고 그름을 비판하지 않는 관계를 10대들은 자신들의 행동이 현명한 성인들(특히 교수 연구자인 경우)에게도 받아들여질 만한 행동이라고 잘못 판단하는 효과를 초래할 수 있습니다. 연구 활동으로 피험자의 유해 행동이 더 증폭될 가능성이 있다면, 연구자와 우려 지점을 심도있게 논의해야 합니다. 이를 통해 엄격한 과학적 객관성과 책임 있는 사회적 가치 사이에 존재하는 격차를 좁히도록 노력해야 합니다.

타인에게 피해를 줄 위험

'2차 피험자' 란 연구에 직접 참여하지 않았으나, 연구자가 인터뷰나 전해 듣는 말(hearsay)로 '2차 피험자' 의 관련 정보를 얻게 된 경우를 말합니다. 1999년 12월 미 연구위험보호국(OHRP)에서는 2차 피험자들로부터 동의서를 획득하지 않았다면 IRB 권한을 정지시킬 수 있다고 언급한 바가 있습니다. 이에 구술역사가와 유전학자들은 다음과 같은 반론을 제기하였습니다. 만약 이런 지침이 넓게 해석된다면 연구자들이 간접 정보를 얻게 되는 사람들 모두에게서 동의를 받아야 하며, 이러한 2차 피험자 동의서 취득은 현실적으로 불가능하므로 자신들 연구 대부분이 중단되어야 한다는 것입니다. 이 글을 쓰고 있는 현재 시점에서도 이 문제는 해결되지 않았습니다. 미 연구위험보호국(OHRP)에서 아직 이 해석을 무효화하지 않았으므로 1차 정보 제공자가 타인(2차 피험자)의 정보를 제공하는 연구인 경우, 2차 피험자에 대해 배려가 이루어졌는지 IRB가 심사숙고해야 합니다.

충분한 정보에 근거한 동의

내용은 약간 다를 수 있으나 충분한 정보에 근거한 동의는 가설 검정 연구와 마찬가지로 질적 연구에서도 매우 중요합니다. 다만 많은 연구들이 탐색적 속성을 가지고 있어 연구진조차도 탐구하고자 하는 분야를 정확히 알지 못할 수 있습니다. 이런 이유로 피험자들에게 잠재적인 연구 절차와 위험을 100% 모두 알리는 것이 불가능할 수 있습니다. 가장 이상적인 것은 다른 연구와 마찬가지로 피험자가 연구에 참여하는 시작 시점부터 끝나는 시점까지 동의 절차를 지속하는 것입니다. 연구자가 연구를 다듬어 나가면서 피험자의 자발적 연구 참여를 보장해야 하며, 연구 참여에 따른 위험과 이득을 지속적으로 이해시켜 나가야 합니다.

신고가 필요한 상황

일부 연구에서는 민감한 사적인 주제를 다루어야 하고 피험자들의 사생활을 심층 조사해야 하는 경우도 있습니다. 이는 당국에 신고해야 하는 상황에 노출될 수 있다는 뜻입니다. 대표적인 예로, 소아나 노인에 대한 학대/방임 증거를 확보하거나, 피험자 본인이나 타인에게 피해를 입힐 가능성이 예상되는 경우입니다. 대부분의 주에서는 관계 당국에 해당 내용을 보고해야 하는 법적 의무를 정하고 있습니다. 신고해야 할 상황에 직면할 가능성이 있는 연구자라면 이러한 상황을 미리 준비해야 하며, 연구자 신고 의무를 피험자에게 미리 알려 주는 절차가 필수적으로 있어야 합니다. 연구 성격과 피험자 집단에 따라 동의서에 신고 의무를 상세히 언급할 수 있으며, 보고할 만한 상황이 나타날 가능성이 낮을 경우엔 발생 시에만 적용되는 특수 절차로만 다룰 수 있습니다.

비밀 보장 증명서

신고할 만한 정보를 다루는 연구가 아니더라도, 식별 가능한 정보 노출로 피험자의 사회적 평판이나 관계, 고용 가능성, 법적 신분이 위협 받을 수도 있습니다. 법에서는 사회 과학이나 의학 연구자들에게 연구자 특권을 인정하지 않고 있습니다. 즉 연구 자료는 소환장이나 다른 기관의 법적 조사에 사용될 가능성이 있습니다. 식별 가능한 정보를 오랜 기간 동안 보유하는 연구이거나 민감한 주제를 다루는 연구라면, 미 연방법 및 주법에 따라 공개해야 하는 의무로부터 보호받을 수 있는 비밀 보장 증명서를 확보할 필요가 있습니다.

연방 기금 연구라면 연구자가 신청을 하면 연방 당국의 비밀보장증명서를 발부받을 수 있으며, 연방 기금을 받지 않는 연구자들도 이용 가능합니다. 물론 증명서만으로 연구자가 정보 공개를 거부할 수 있는 것은 아니지만(일부 주에서는 비밀 보장 증명서보다 법적 보고 요구가 우선시된다), 증명서가 없었다면 불가능한 추가 피험자 보호 장치를 제공합니다.

구술사 연구(Oral history)

2003년 미 구술사 학회(OHA)와 인간 피험자 보호국(OHRP) 사이의 논쟁이 있었습니다. 이 논쟁의 결과, OHA에서 다음과 같은 정책 성명서를 발표하였습니다. 즉 구술 채록 프로젝트(Oral history interviewing project)는 피험자 대상 연구 정의에 해당하지 않으며, IRB 심의 대상이 아니라는 내용입니다. 구술 채록 프로젝트 대부분은 "일반화할 수 있는 지식을 생산하거나 기여하고자 디자인된" 활동이 아니라는 것입니다(45 CFR 46.102). 이 성명서 내용은 구술사 학회와 IRB 사이의 큰 논쟁 거리였습니다.

이후 OHRP와 관련 기관에서는 논평을 통해 해당 상황을 명확히 하고자 노력하고 있습니다. 제안된 연구 계획서가 단순히 구술 채록(oral history interviews)을 포함하고 있는지 확인하는 데 그치지 않고, IRB는 구술 자료를 수집하는 프로젝트가 연방법이 정한 인간 피험자 연구 정의에 속하는지 여부를 신중히 판단해야 합니다.

참고 문헌

Protection of Human Subjects, 45C.F.R.pt.46 (2009)

(서면) 동의 면제와 변경

CHAPTER
3-9

Marianne M. Elliot and Robert Amdur

동의를 면제하거나 변경할 수 있는 요건

- 피험자에 대한 최소 위험 이하의 연구
- 동의 면제나 변경으로 인하여 피험자의 권리나 복지에 유해한 영향을 미치지 않을 경우
- 동의 면제나 변경 없이는 실제로 수행될 수 없는 연구
- 필요한 순간마다, 피험자들에게 연구 참여 이후 추가 관련 정보를 제공할 경우

IRB에서 서면 동의를 면제할 수 있는 요건

- 피험자와 해당 연구 사이의 유일한 연결 고리가 동의서인 경우로, 동시에 연구 주요 위험이 비밀 유지 위반으로 인한 위해 가능성만 존재하는 경우 피험자 모두에게 자신과 연구를 연결할 수 있는 문서가 존재하길 원하는지 물어봐야 하며, 피험자가 원하는 바에 따라 결정되어야 한다.
- 피험자에 대한 최소 위험 이하의 연구로서, 연구가 아닌 상황에서는 서면 동의가 요구되지 않았을 시술인 경우

이 장에서는 IRB가 연구를 승인할 때, 미 연방법에 따라 충분한 정보 제공에 따른 동의나 서면 동의를 면제할 수 있는 조건들을 다루고자 합니다. 동의 면제 중 가장 특별한 경우로는 응급 의료 상황에서 동의 없이 연구를 수행하는 것입니다. 이러한 상황과 논란에 대해 미 연방법에서는 특별 조항으로 IRB 승인 요건을 광범위하게 다루고 있습니다. 그러나 이 장에서는 응급 상황에서의 동의 면제 연구는 다루지 않을 것입니다.

그보다 통합 규칙(common rule)에 따른 피험자 연구의 보호 요건만을 다룰 것입니다. 해당 기관과 IRB에서는 미 건강정보 이전과 책임에 관한 법률(HIPAA; Health Insurance Portability and Accountability Act) 요건도 연구계획서가 충족하고 있는지 여부도 검토해야 합니다.

동의 면제나 변경 요건(45 CFR 46.116 [D])

아래 사항을 확인하고 기록해 둔다면 해당 IRB에서는 충분한 정보 제공을 근거로 한 동의 과정 일부가 변경하거나 포함하지 않는 동의 절차도 승인할 수 있으며, 동의 취득 절차를 면제할 수도 있습니다.

- 피험자에 대한 최소 위험 이하의 연구
- 동의 면제나 변경으로 인하여 피험자의 권리나 복지에 유해한 영향을 미치지 않을 경우
- 동의 면제나 변경 없이는 실제로 수행될 수 없는 연구
- 필요한 순간마다, 피험자들에게 연구 참여 이후 추가 관련 정보를 제공할 경우

예시 1

본인의 신체 이미지 인식과 느끼는 기분(mood) 사이에 어떤 관련이 있는지를 알아 보고자 하는 연구입니다. 우선 피험자는 자신들의 신체 이미지에 대한 설문과 수치를 작성합니다. 이후 부정적 기분을 일으키려고 의도된 이미지를 제시한 후, 동일한 설문지와 수치를 적도록 합니다. 연구에서 평가하고자 하는 것은 부정적인 기분을 일깨우는 이미지의 효과입니다.

앞의 예시 연구는 신체 이미지 인식과 기분이 어떤 관련이 있는지를 알아보고자 합니다. 하지만, 피험자들에게는 서로 다른 두 개 연구를 진행하는 것으로 속이고자 합니다. 즉 기분과 관련된 연구로서 기분이 어떻게 변할 수 있는지에 대한 연구라고 합니다. 다른 하나는 신체 이미지와 관련된 연구라고 설명합니다. 피험자 속이기 기법은 연구 일부분으로 학생 피험자들에게 연구 목적을 100% 모두 제공하지 않습니다.

이 연구에서 동의 과정 변경이 적절한지, 다음과 같은 근거로 이전에 언급된 해당 기준에 맞추어 IRB에서 판단하는 것입니다.

1. **최소 위험 연구이다.** 본 연구에서 사용되는 시각적 이미지는 건강이나 운동 잡지나 영화에서 보았을 수 있는 이미지들과 크게 다르지 않습니다. 도발적인 이미지는 없으며, 사용되는 설문조사지와 판단 척도는 표준 사회 심리 검사에서 사용되는 유효하고 신뢰할 만한 것입니다.
2. **피험자 권리와 복지에 유해한 영향을 미치지 않는다.** 연구 실제 절차와 연구 참여로 예상되는 이득이 없는 사실, 언제든지 연구 참여를 그만 둘 수 있고 이로 인한 불이익은 없다는 점을 피험자들에게 사전 고지할 것입니다. 다만, 실제로는 단일 목적 연구이며 수집된 자료도 해당 목적을 위해 평가될 것이라는 사실만 피험자에게 알리지 않을 것입니다.
3. **동의 과정 면제나 변경 없이는 실제로 수행될 수 없는 연구이다.** 본 연구는 인간 행동 특징을 평가하고자 하는 연구로, 피험자가 평가되고 있다는 사실을 인식하게 되면 바로 영향을 받을 가능성이 있습니다.
4. **이 연구에서는 연구 참여 종료 후 피험자에게 추가 연구 정보를 제공하는 것이 적절합니다.** 연구자는 연구 참여 후 연구 실제 목적에 대해서 알리고, 해당 연구 디자인를 왜 선택하게 되었는지 설명할 것이라고 하였습니다. 연구 참여로 정신적 고통을 호소하거나 불안해 한다면, 피험자들이 궁금할 질문을 답할 시간을 할애할 것이고 피험자들에게 적절한 서비스 정보를 제공할 것이라고 하였습니다.

예시 2

임상에서 필요한 복부 수술 환자를 대상으로 수술 전후 혈액 검사 수치 변동 여부와 합병증 발생 빈도에 따른 상관 관계를 알아 보고자 합니다. 연구자는 작년에 복부 수술을 받은 환자들의 진료 기록과 내년에 수술이 예정된 환자들의 진료 기록을 검토하려 합니다. 사전에 에상하면 해당 병원에서 매년 약 1,000건의 복부 수술이 시행되고 있습니다.

본 연구를 위해 복부 수술과 관련하여 다음과 같은 자료를 제한적으로 수집하고자 합니다. 수술 전 진단명과 복부 수술 종류, 수술 전/후 특정 혈액 화학 검사 수치, 수술 후 문제점, 대상 환자의 연령 자료입니다. 수집 자료는 이중 암호화하여 연구자만 자료와 개인 신원 정보를 연결할 수 있도록 할 것입니다. 드물게 자료 정확성을 검증하기 위해, 해당 연구자만이 링크가 가능하도록 하였습니다.

연구 결과는 환자 임상적 치료에 전혀 영향을 미치지 않을 것이며, 환자가 퇴원하기 전엔 해당 환자의 기록은 조사하지 않을 것입니다.

이 연구에 대해서 IRB에서는 충분한 정보 제공에 따른 동의의 면제가 적절하다고 판단하였습니다. 이전에 언급된 기준에 부합하다는 근거로 판단한 것입니다.

1. **최소 위험 연구이다**. 본 연구에서는 제한된 정보만을 수집하는 진료 기록 검토 연구입니다. 또한 수집 정보는 민감한 정보가 아니며 임상적으로 필요한 시술로부터 얻어지는 정보입니다. 검토하고자 하는 정보는 특정 자료로만 제한되어 있고, 수집된 자료를 이중 암호화하여 정보 노출에 따른 비밀 보장 파기 위험을 최소화하고 있습니다.

2. **피험자 권리와 복지에 유해한 영향을 미치는 연구가 아니다**. 임상적으로 필요한 수술 절차와 이와 관련된 혈액 화학검사는 연구와 상관없이 이미 시행된 것이거나 또는 시행될 절차입니다.

3. **동의 면제나 변경 없이는 실제로 수행될 수 없는 연구이다**. 불가능한 것은 아니지만, 수 천명의 잠재적인 피험자들에게 연락을 취하여 진료 기록 검토를 위한 동의를 받는 것은 현실적이지 않습니다.

4. **연구 참여 종료 후 피험자들에게 추가 정보를 제공하는 것이 적절하지 않다.** 본 연구 결과가 피험자에게 전혀 영향을 미치지 않을 것이기 때문에, 연구 결과에 대한 추가 정보를 제공하는 것은 적절하지 않을 것입니다.

IRB에서 서면 동의를 면제할 수 있는 요건(45 CFR 46.117 [C])

연방 규정에 따르면 IRB에서 서면 동의 요건을 면제할 수 있는 경우는 다음과 같은 두 가지 상황입니다.

1. 피험자와 해당 연구 사이의 유일한 연결 고리가 동의서인 경우로, 동시에 연구의 주요 위험이 비밀 유지 위반으로 인한 위해 가능성만 존재하는 경우. 피험자 모두에게 자신과 연구를 연결할 수 있는 문서가 존재하길 원하는지 물어봐야 하며, 피험자가 원하는 바에 따라 결정되어야 한다.
2. 피험자에 대한 최소 위험 이하의 연구로서, 연구가 아닌 상황에서 서면 동의가 요구되지 않았을 시술인 경우.

동의서 문서화 요건이 면제된 경우, IRB에서는 이를 대신해 피험자들에게 연구 설명문(statement)을 제공하도록 요구할 수 있습니다.

피험자 전체 또는 일부에게 동의서 서명을 받을 의무를 면제받았다는 의미는 모든 피험자로부터 충분한 정보를 근거하여 완전하고 자발적인 동의를 받았지만 동의서 서명만을 요구하지 않는다는 의미입니다.

예시 3

> 지역 병원에서 산전 관리를 받고 있는 임산부들을 대상으로 금연 프로그램의 유효성을 평가하고자 하는 연구입니다. 산전 관리 중 금연 프로그램에 참여하고 있는 임산부들에게 프로그램 설문지를 작성해 주도록 요청합니다. 일회성 조사로서 임산부들이 금연 프로그램을 얼마나 잘 따르고 있는지, 프로그램 개선에 대해 어떻게 느끼고 있는지에 대한 질문들이 포함될 것입니다. 설문지에는 임산부 식별 정보가 조사되지 않으며, 설문조사 참여 여부가 병원에서 받게 될 진료에 영향을 주지 않습니다.

상기 예시 연구는 피험자 최소 위험 연구로, IRB에서 서면 동의서 취득을 면제할 수 있습니다. 설문지는 피험자 식별 정보를 포함하지 않았고, 연구 목적도 프로그램 유효성만을 평가하는 것입니다. 일반적으로 연구가 아니라면 설문지 작성에 서면 동의를 하지 않습니다. 설문지를 작성함으로써 피험자가 연구 참여에 동의를 한 것으로 가름하는 것입니다. 이 경우 IRB는 연구자에게 연구 요약지나 정보지를 제공하도록 요구할 수 있습니다.

예시 4

연구자는 트랜스젠더와 게이, 레즈비언, 양성애자를 옹호하는 학내 써클에 가입한 대학생들과의 일대일 개별 인터뷰를 계획하고 있습니다. 본 연구 목적은 이들에 대한 보건의료 서비스 질을 평가하는 것입니다. 연구자는 해당 써클에 전단지와 정보를 배포하여 피험자를 모집하고자 합니다. 연구자가 잠재적인 피험자들에게 직접 연락할 것이며, 6개월 간격으로 두 번 일대일 개별 인터뷰를 실행하려고 합니다. 인터뷰는 녹음될 것이며, 피험자에게 인터뷰 동안 익명을 사용하도록 요구할 것입니다. 또한 각 피험자는 암호화된 번호로 분류될 것입니다.

상기 연구에서 피험자와 연구를 연결하는 유일한 기록은 동의서입니다. 본 연구의 주요 위험은 고의 또는 의도치 않게 해당 동의서가 공개되었을 경우에 발생하는 비밀 유지 위반에 따른 위해 가능성입니다. 피험자에 대한 이러한 잠재적인 위험을 최소화하기 위해, 연구자에게 연구 노트와 같은 곳에 동의 상황에 대한 기록만을 남기도록 하고, 동의 과정은 모두 구두로만 진행하는 것을 허용할 수 있습니다. 이때 IRB는 연구와 본인을 연결할 수 있는 기록을 제공받길 원하는지 피험자들에게 확인하도록 하고, 개별 피험자가 바라는 바에 따라 결정하도록 요구할 수 있습니다.

또한 IRB는 연구자에게 연구 요약지나 정보지를 피험자들에게 제공할 것을 요구할 수 있으나, 연구 정보지를 갖고 있는 것만으로도 사회적 오명이나 망신, 사회적 배척으로 인해 이미 고통 받고 있을지 모를 피험자들에게 잠재적인 위해가 될 수 있습니다. 따라서 궁금한 점이나 우려되는 사항이 있는 경우, 연구자 이름과 전화 번호만 적혀 있는 카드를 제공하도록 할 수 있습니다.

IRB는 서명된 동의서가 피험자와 연구를 연결하는 유일한 기록일 경우, 이와 관련된 위험이 미래에 어떻게 작용할 수 있는지 알려주도록 요구하는 게 유용합니다. (학생이나 활동가로 현재 활동하고 있는) 피험자들에게 자신들의 연구 참여를 증명하는 서명 문서가 현재는 최소 수준의 위험이며 정보 노출에 따른 위험도 무의미하다고 생각할지 모릅니다. 그러나 5~10년 후 취직 면접에서 비밀 유지가 우연히 파기되어 발생할 수 있는 정보 노출은 위해가 될 수도 있습니다.

참고

국내법규 관련 조항은 다음과 같습니다.

1. 의약품 임상시험 관리기준([별표4] 개정 2014.8.21)에 따르면 식약처에 제출되는 임상시험의 경우, 동의 면제에 대해서 규정해 놓은 바가 없습니다.
2. 생명윤리 및 안전에 관한 법률(법률 제12844호, 2014.11.19) 제16조 ③에 따르면 인간대상연구(인체유래물연구 포함)에 대해서 서면동의를 면제할 수 있는 기준에 대해서 명시하고 있습니다.

   제1항에도 불구하고 다음 각 호의 요건을 모두 갖춘 경우에는 기관위원회의 승인을 받아 연구대상자의 서면동의를 면제할 수 있다.

   이 경우 제2항에 따른 대리인의 서면동의는 면제하지 아니한다.

   1. 연구대상자의 동의를 받는 것이 연구 진행과정에서 현실적으로 불가능하거나 연구의 타당성에 심각한 영향을 미친다고 판단되는 경우
   2. 연구대상자의 동의 거부를 추정할 만한 사유가 없고, 동의를 면제하여도 연구대상자에게 미치는 위험이 극히 낮은 경우

동의서 면책 문구 사용

CHAPTER 3-10

Michele Russell-Einhorn, Thomas Puglisi, and Robert Amdur

동의서 면책 문구 사용

면책 문구란 피험자나 대리인에게 피험자의 법적 권리를 포기하게 만들거나 포기하는 듯하게 보이는 표현을 말합니다. '~을 허락합니다(authorize)', '~이해합니다(understand)', '~에 동의합니다(agree)' 또는 '~라고 권고 받았습니다(have been advised)'와 같은 문장이 포함된 동의서를 확인했다면, 책임을 회피하고자 하고 이를 정당화하려고 떠들어대는 적신호로 간주되어야 합니다.

- 다음 문장들은 이러한 표현의 예입니다.
  1. 나는 연구 참여의 결과로 인하여 내가 입을 수 있는 어떤 손상에 대해서도 의료기관에서 보상하지 않을 것이라는 사실에 동의합니다.
  2. 나는 본 연구에서 개발된 세포(cells)의 판매나 상업화에 따른 이득이 발생하더라도 연구기관에서 나와 공유하지 않을 것임을 이해합니다.
  3. 나는 어떤 과실에 대해서도 의뢰자나 연구자에게 소송을 제기하지 않을 것임을 알고 있습니다.
  4. 본 연구의 피험자들은 어떤 방식으로든 연구와 관련된 모든 기관과 연구자, 의뢰자에 대해서 책임을 모두 면제해 줄 것이라는 사실에 동의합니다.

연구자들은 동의서에 면책 문구 사용을 자제하라는 IRB의 주의를 자주 받습니다(동의 취득 전과정에 이러한 표현을 사용하지 않는 것도 중요합니다). 그런데 어떤 문구가 면책 문구 표현인지 정확히 설명하지 않고 전달되는 경우가 자주 있습니다. 실제 많은 IRB가 동의서 문구 중 어떤 것을 면책 문구로 해야 할지 정확히 결론을 내리지 못하고 있습니다. 아래는 미 연방법에 기술된 면책 문구에 대한 내용입니다.

> 구두이든 서면이든 무관하게 동의 과정에서는 면책 문구를 사용하지 않아야 한다. 이러한 표현은 피험자가 자신의 법적 권리를 포기하게 만들거나 포기하는 듯하게 보이는 표현으로 연구자나 의뢰자, 병원, 담당 기관이 부주의에 대한 법적 책임에서 면제되거나 면제되는 것처럼 보이게 할 수 있다. (45 CFR 46.116)

협의(狹義)의 해석(부정확한 해석)

법에 기술된 문구를 좁게 해석하면, 피험자에게 권리를 부여하는 (또는 부여하는 것처럼 보이는) 법에 따라 관심이 있는 상황에 제한적 내용을 명시해 둔 것으로 해석할 수 있습니다. 즉 '연구자 과실 책임을 면제해 준다' 라고 내용이 기술된 동의서가 있다면, 이는 과실 책임에 대해 소송을 걸 수 있는 피험자 권리를 포기한다는 의미라는 것입니다. 협의의 해석에 찬성하는 사람은 일반적인 사용 예(사전적 의미로)로 exculpatory(면책)라는 단어는 '유죄의 요소가 부족한(lack of guilt)' 이라고 해석을 합니다. 법적 관행에 따르면 틀리지 않습니다. 블랙 법률 사전(Black' s Law Dictionary)에 따르면 'exculpatory' 는 '과실 또는 유죄 혐의 소멸' 또는 '부당한 행동' 에 대한 '법적 책임' 을 면제해 준다는 의미를 담고 있습니다.

광의(廣義)의 해석(정확한 해석)

이러한 논쟁에도 불구하고, 연구를 규제하는 미 연방기관에서는 오래 전부터 면책 문구의 금지에 대해 폭 넓게 해석하고 있습니다. 법 규제 내용을 주의 깊게 읽어 보면, 다음과 같이 명시되어 있습니다. 면책 문구란 맥락 상으로 "피험자나 대리인이 피험자의 법적 권리를 포기하게 만들거나 포기한 것처럼 보이게 하는" 모든 표현으로 확장해서 해석하고 있는 걸 알 수 있습니다(45 CFR 46.116). 즉 (어떤 권리이든 간에) 포기하게 하거나 포기한 것처럼 보이는 모든 표현은 금지된다고 할 수 있습니다. 또한 법적 권리에 어떤 것이 포함되는지에 대해서는 아직 정해 놓은 지침이 없습니다. 미국 주에 따라 서로 다를 수 있습니다.

실제 적용

실제 면책 문구를 보면 연구계획서 내용 중 피험자에게 불리한 것들에 대해 피험자가 동의하도록 하거나 받아들이도록 요구하고 있습니다. 단순 사실만 기술하고 있다면 면책 문구가 아닙니다.

면책 문구에 해당하지 않는 예

다음 예시를 보면 연구 기관의 의도와 정책을 사실에 기대어 평이하게 설명하고 있습니다. 아래 기술들은 관련 법규에 따른 면책 문구가 아닙니다.

1. 본 의과대학교에는 연구 참여로 발생할 수 있는 손상에 대해 보상 규정이나 정책이 없습니다.
2. 채취된 연구용 조직은 특허 획득와 판매용 세포주(cell line) 확립을 위해 사용될 수 있으나, 성공했다 하더라도 귀하에게 금전적 보상을 제공하지 않을 것입니다.

면책 문구에 해당하는 예

1. 나는 연구 참여로 인해 입을 수 있는 어떤 손상에 대해서도, 의료기관이 보상하지 않는다는 사실에 동의합니다.
2. 본 연구로 개발된 세포(cells) 판매나 상업화로 이득이 발생하더라도, 연구기관과 이득이 공유되지 않음을 이해합니다.
3. 어떤 과실에도 의뢰자나 연구자에게 소송을 제기하지 않을 것으로 알고 있습니다.
4. 해당 연구와 어떤 식으로든 연관된 모든 기관과 연구자, 의뢰자에게 책임을 묻지 않는다는 데에 동의합니다

다시 말하자면, 가장 좋은 규칙은 평이하게 사실적 상황만을 기술하는 것입

니다. 피험자에게 동의나 합의를 요구하는 문구는 피해야 합니다.

참고

국내법규 관련 조항은 다음과 같습니다.

1. 의약품 임상시험 관리기준([별표4] 개정 2014.8.21) 제7호아목4)에 따르면 동의서에 대상자의 권리를 제한하거나 또는 이를 암시하는 내용 등이 포함되어서는 안 된다고 명시하고 있습니다.

4) 동의서 서식 및 임상시험과 관련한 정보(말 또는 서면에 의한 정보를 모두 포함한다)에는 대상자나 대상자의 대리인의 권리를 제한하거나, 또는 이를 암시하는 내용 및 시험자, 임상시험실시기관, 의뢰자, 또는 의뢰자의 대리인의 책임을 면제하거나 이를 암시하는 내용이 포함되어서는 아니된다.

참고 문헌

Protection of Human Subjects, 45 C.F.R. pt. 46 (2009).

CHAPTER 3-11

예상 이득을 고려해 연구 위험이 타당한 경우는 언제입니까?

Charles Weijer and Paul B. Miller

구성 요소 분석

- 구성 요소 분석(Component Analysis)은 임상 연구에 치료적 시술과 비치료적 시술이 혼재되어 있다는 사실에 기반을 두고 있습니다.
- IRB가 치료적 시술과 비치료적 시술 모두 도덕적 기준에 합당하다고 결정한 경우에 연구 위험은 예상 이득을 대비 타당합니다.

"예상되는 이득을 고려하여 연구 위험이 타당한 순간이 언제인가?"라는 질문은 임상 연구 윤리 논쟁의 핵심입니다. 수용 가능한 위험과 잠재적 이득에 대한 연방법 해석에 있어 예측하기 어려운 직관적인 접근으로 일관되지 못한 의사 결정을 내린다는 비판을 IRB가 받아 왔습니다(Shah, Whittle, Wilfond, Gensler, & Wendler, 2004). 여기에 더하여, 수용 가능한 위험과 잠재적 이득 문제는 위약 대조군 문제(Emanuel & Miller, 2001)와 개발 도상국 연구(Angell, 1997), 무능력자(Karlawish, 2003)와 응급 연구(Valenzuela & Copass, 2001)까지 확대되어 연구 윤리 논쟁으로 이어졌습니다. IRB가 명확한 가이드라인을 주거나 논쟁적인 윤리 문제를 원칙적으로 다루고 싶다면, 연구 위험과 관련해 문제에 대한 체계적인 접근이 필요합니다.

연구 위험과 잠재적 이득에 대한 체계적 윤리 분석 방법으로 알려진 "구성 요소 분석"이 대표적입니다(Weijer, 2000). 임상 연구에 치료적 시술과 비치료적 시술이 혼재되어 있고, 개별 절차들에 대해 별도의 도덕적 기준이 필요하다는 인식이 구성 요소 분석에 깔려 있습니다.

구성 요소 분석은 명확한 기준을 제공합니다.

Common rule에서는 IRB의 역할을 다음과 같이 명확히 하고 있습니다. "피험자 위험을 최소화"하고 "피험자의 위험이 피험자에게 예상되는 이득과 연구 결과로부터 합리적으로 도출될 지식의 중요성을 고려하여 적절"하도록 보장해야 한다는 것입니다(45 CFR 46.111[a][1,2]). 명확하지 않는 명령은 답을 주기보다 오히려 더 많은 질문들을 발생시킵니다. 피험자의 어떤 위험을 최소화해야 합니까? 어느 수준까지 최소화되어야 합니까? 합리적 결정에 어떤 위험과 어떤 잠재적 이득이 대상이 되나요? 어떤 기준으로 피험자 이득과 관련하여 위험이 합당하다고 결정을 내릴 수 있나요? 어떤 기준으로 연구 결과로 도출될 지식을 고려해 위험이 합당하다고 할 수 있나요? 이러한 사항에 대해 명백한 설명이 없다면, IRB의 피험자 보호 의무를 효과적으로 수행하기 어렵습니다(국가 생명윤리 자문 위원회, 2000년).

구성 요소 분석의 핵심은 임상시험에는 다른 목적으로 시행된 시술들이 여러 개 있다는 사실을 기반으로 합니다. 예를 들어 약물과 외과 시술, 행동 치료들이 치료 근거를 가지고 시행됩니다. 연구피험자들에게 이득이 될 수 있다는 충분한 근거 하에 시행됩니다. 그러나 약물 농도 측정을 위한 정맥 채혈 또는 추가 영상 검사, 임상에서 사용되지 않는 설문지는 치료 근거가 없이 예정되어 있습니다. 오로지 과학적인 이유로 시행되는 것입니다. 이러한 차이가 도덕적으로 유의미하기 때문에 치료와 비치료적 시술 평가에 도덕적 기준을 따로 적용하는 것입니다.

치료적 시술(therapeutic procedures)은 임상적 등가성(clinical equipoise)이라는 윤리적 기준을 충족시켜야 합니다(Freedman, 1987). 임상적 등가성이란 다음과 같은 질문에 대한 긍정적인 대답이 가능해야 합니다. "의사가 자신의 환자들에게 임상시험 참여를 제안할 수 있습니까?" 임상시험 치료적 시술이 표준 의학적 치료와 동등할 때, 해당 주치의는 참여를 제안할 수 있을 것입니다. 더

학문적으로 표현하자면, 임상적 등가성이란 임상시험 초기에 전문가 집단 내에서도 선호하는 치료에 대하여 상호 의견 불일치 상태(honest, professional disagreement in the community of expert practitioner)인 경우를 말합니다. IRB는 이러한 결정을 하기 위해 전문가들에게 설문 조사를 실제 시행하지는 않으며, 연구의 정당성을 조사하고 관련 문헌을 검토하면서 (필요한 경우에는 독립적인 임상 전문가들에게 자문) 판단합니다. 여러 치료적 시술들을 뒷받침하는 근거가 충분하여 임상 전문가들 사이에 선호되는 치료가 일치하지 않는다는 결론을 IRB가 내린다면 임상적 등가성이 성립되는 것입니다.

비치료적 시술은 연구피험자들에게 직접적인 이득을 주지는 않습니다. 비치료적 시술로 인한 위험을 평가할 때(비치료적 위험), 두 가지 독립적인 윤리 기준을 확인해야 합니다. 첫째는 비치료적 위험이 과학적으로 타당한 연구 디자인로 최소화 되었는지 여부입니다. 두 번째 기준은 연구로 얻을 수 있는 지식을 고려할 때 비치료적 위험이 타당한지 여부입니다. IRB는 "진단과 치료 목적으로 피험자들에게 이미 이용되고 있는 시술들"로 대체 가능하다면, 대체하도록 요구함으로써 비치료적 위험을 최소화해야 합니다(45 CFR 46.111[a][1][ii]).

임산부 또는 수감자, 소아 등과 같은 취약한 집단을 대상으로 하는 연구인 경우 추가 보호장치가 필요합니다. 취약한 대상에게 노출될 수 있는 비치료적 위험 수준을 더욱 엄격히 해야 합니다. 소아의 경우, 비치료적 위험은 최소 위험에 준한 위험 수준(a minor increase over the minimal risk)을 넘어서는 안됩니다. 다시 말하면, "일상 생활에서 통상적으로 접하는" 최소 위험에 준한 위험을 말합니다(45 CFR 46.406[a], 46.102[i]). 비치료적 시술 위험이 이 기준을 충족하는지를 결정하기 위해 IRB는 유추를 통해 판단(reasons by analogy)합니다(Freedman, Fuks, & Weijer, 1993). 비치료적 시술들로 인한 위험이 일상 생활에서 통상 접하는 위험과 동일한지(또는 상당히 유사한지)를 질문하는 것입니다(45 CFR 46.102[i]). 최소 위험 비교 대상이 건강한 소아의 일상 생활인지, 소아 환자 일상 생활이어야 하는 지에 대해선 논란이 있습니다(Kopelman, 2000; Miller & Weijer, 2000).

치료적 및 비치료적 시술들에 대한 도덕적 기준들이 적합하다고 IRB가 판단할 경우, 연구 위험은 받아들일 수 있습니다.

그림 3.11-1 연구 위험과 잠재적 이득에 대한 구성 요소 분석

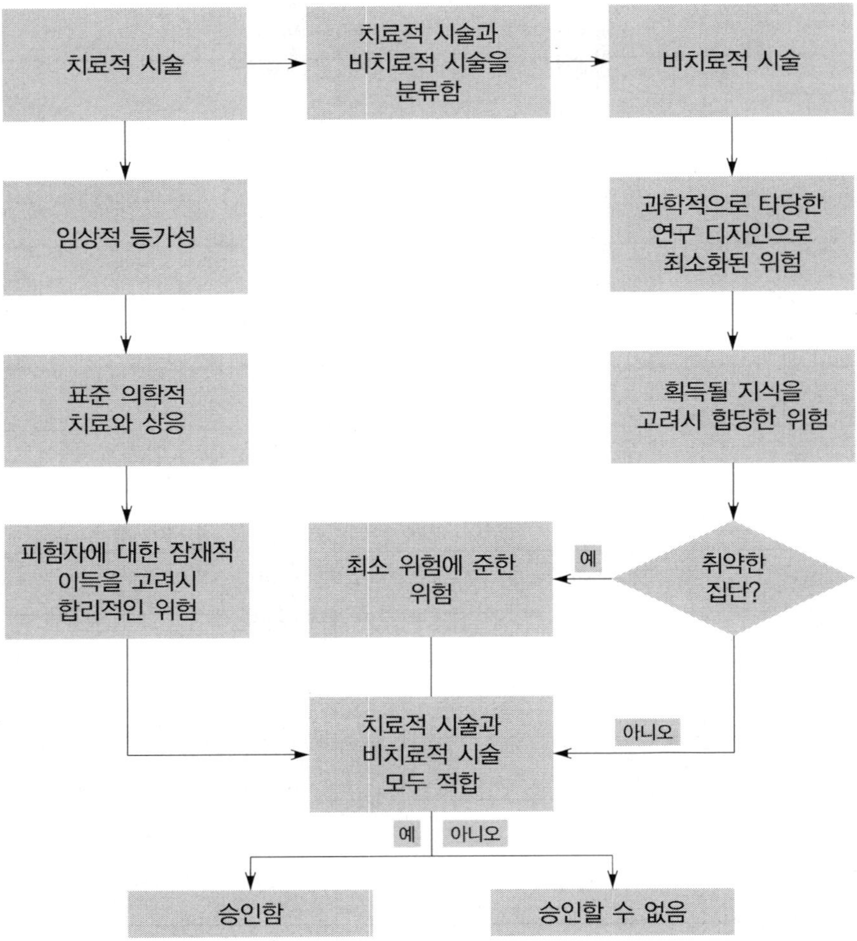

참고

국내법규 관련 조항은 다음과 같습니다.

1. 의약품 임상시험 관리기준([별표4] 개정 2014.8.21) 제3호나목에 따르면, 임상시험에서 예측되는 위험과 불편을 충분히 고려하여 대상자 개인과 사회가 얻을 수 있는 이익이 그 위험과 불편보다 크거나 이를 정당화할 수 있

다고 판단되는 경우에만 임상시험을 실시하여야 한다고 기본원칙을 제시하고 있습니다.

2. 의약품 임상시험 관리기준([별표4] 개정 2014.8.21) 제6호가목7) 및 제7호아목13), 14)에 따르면, 비치료적 임상시험을 대상자의 대리인 동의로 실시하려는 경우 IRB는 임상시험의 윤리적 측면을 충분히 검토하도록 명시하고 있으며 시험자는 이에 따라 허용한 범위 내에서 시험을 실시할 수 있다고 명시하고 있습니다.

7) 비치료적 임상시험(Non-therapeutic Trial)을 제7호아목13)에 따라 대상자의 대리인의 동의로 실시하려는 경우 심사위원회는 제출된 임상시험 계획서와 그 밖의 관련 문서 등이 임상시험의 윤리적 측면을 충분히 고려하고 있는지 여부 및 제7호아목14)에서 정한 사항을 준수하고 있는지 여부를 검토하여야 한다.

13) 제30조제1항제4호 본문에도 불구하고, 다음 사항 모두에 해당하는 비치료적 임상시험은 대상자의 대리인의 동의를 받아 실시할 수 있다.
  가) 눈가림이 필요한 임상시험으로서 대상자 본인의 동의를 받는 임상시험 방법으로는 임상시험의 목적을 달성할 수 없을 것
  나) 대상자에게 예상되는 위험이 낮을 것
  다) 대상자의 복지가 침해될 가능성이 미미하고 낮을 것
  라) 대상자 본인의 동의를 받지 않은 임상시험에 대한 심사위원회의 검토 및 임상시험 실시승인이 있을 것. 이 경우 심사위원회는 해당 검토 내용을 임상시험 실시 승인통보서에 적어야 한다.
  마) 관계 법령에 따라 해당 임상시험의 실시가 금지되지 않을 것

14) 비치료적 임상시험은 심사위원회가 인정하는 경우를 제외하고는 임상시험용 의약품의 적응증을 갖고 있는 환자에게만 실시하여야 한다. 이 경우 시험책임자 및 시험담당자는 면밀히 대상자를 모니터링해야 하고, 만일 대상자에게 부당한 위협이 가해지는 것으로 판단되면 즉시 대상자에 대한 임상시험을 중지하여야 한다.

참고 문헌

Angell, M. (1997). The ethics of clinical research in the third world. *New England Journal of Medicine*, 337, 847 849.

Emanuel, E. J., & Miller F. G. (2001). The ethics of placebo˙controlled trials: A middle ground. *New England Journal of Medicine*, 345, 915 919.

Freedman, B. (1987). Equipoise and the ethics of clinical research. *New England Journal of Medicine*, 317, 141 145.

Freedman, B., Fuks, A., & Weijer, C. (1993). In loco parentis: minimal risk as an ethical threshold for research upon children. *Hastings Center Report*, 23(2), 13 19.

Karlawish, J. H. (2003). Research involving cognitively impaired adults. *New England Journal of Medicine*, 348, 1389 1392.

Kopelman, L. M. (2000). Children as research subjects: A dilemma. *The Journal of Medicine and Philosophy*, 25, 745 764.

Miller, P. B. & Weijer, C. (2000). Moral solutions in assessing research risk. *IRB*, 22, 6 10.

Protection of Human Subjects,45C.F.R.pt.46(2009).

Shah, S., Whittle, A., Wilfond, B., Gensler., G., & Wendler, D.(2004). How do IRBs apply the federal risk and benefit standards for pediatric research? *JAMA*, 291, 476 482.

U.S. National Bioethics Advisory Commission. (2000). *Ethical and policy issues in research involving human participants*. Bethesda, MD: U.S. National Bioethics Advisory Commission, p. 13.

Valenzuela, T. D., & Copass, M. K. (2001). Clinical research on out-of-hospital emergency care. *New England Journal of Medicine*, 345, 689 690.

Weijer, C. J. (2000). The ethical analysis of risk. *Journal of Law, Medicine & Ethics*, 28, 344 361.

소아 참여 연구

CHAPTER 3-12

Robert Nelson and Robert Amdur

소아 참여 연구

미 연방법은 연구처치나 시술이 다음 세 가지 범주들 중 하나에 속하는 경우에만 소아 참여 연구를 승인하도록 허용하고 있습니다.

1. 최소 위험(minimal risk)에 해당하는 연구인 경우
2. 최소 위험을 초과한 위험(more than minimal risk)을 가진 처치나 시술을 포함하고 있으면서 연구에 참여하는 소아에게 직접적 이득 또는 복지에 기여할 수 있을 것으로 예측되는 연구인 경우. 위험은 피험자에게 예상되는 이득에 맞추어 타당해야 하며 예상되는 이득 대비 위험이 다른 대안적 치료법에 비추어 최소 긍정적이어야 한다.
3. 최소 위험에 준한 위험(only a minor increase over minimal risk)을 가진 처치나 시술을 포함하고 있으나 참여하는 소아의 직접적인 이득이나 복지에 기여하지 못하는 연구인 경우. 처치나 시술은 피험자가 실제적 경험하고 있거나 예측 가능한 정도의 경험이어야 하며, 해당 질환이나 상태에 대한 이해와 개선에 일반화될 수 있는 중요 지식을 얻을 가능성이 있어야 한다.

연구 참여 소아에 대한 추가 보호 조치

성인에게 적용되는 모든 기준과 규제 사항은 소아 연구에도 동시에 적용됩니다. 여기에 추가로 HHS 법령 45 CFR 46 Subpart D(유사 FDA 규정 21 CFR 50)의 소아 연구에 대한 추가 보호 조치도 포함되어야 합니다. 이 보호조치는 직접적인 이득이 있는지 여부에 따라 두 가지로 나뉩니다.

첫째, 처치나 시술로 직접적인 이득이 기대되지 않는 연구: 적절한 수준의 위험이란 모든 소아에게 최소 위험(minimal risk)이거나 연구 참여 소아에게 최소 위험에 준한 위험(a minor increase over minimal risk)인 경우입니다. 이러한 허용 가능한 위험에는 소아 참여 연구에서 최소 위험 또는 최소 위험에 준한 위험만이 허용된다는 이야기입니다.
둘째, 처치나 시술이 직접적인 이득을 제공할 것으로 기대되는 연구: 위험을 정당화할 수 있는 경우는 연구 등가성(research equipoise)이 성립될 경우로 국한됩니다. 법률 상 IRB는 다음 범주 중 하나에 해당되는 경우에만 IRB가 연구를 승인할 수 있습니다.

- **최소 위험**(minimal risk)**에 해당하는 연구인 경우**. 해당 연구로 소아가 직접적인 이득을 얻을 수 있는지 여부랑 상관없이, 위험 수준이 최소 위험인지를 먼저 결정해야 합니다. 직접적인 이득을 제공하지 않는 처치 또는 시술인 경우, 소아에게 적용할 수 있는 위험 수준이 일상 생활 속에서 접할 수 있는 정도의 위험인 경우에만 가능합니다. 물론 최소 위험이면서 직접적인 이득을 주는 처치 또는 시술이라면 승인할 수 있습니다.

- **최소 위험을 초과한 위험**(more than minimal risk)**을 가진 처치나 시술을 포함하고 있으면서 연구에 참여하는 소아에게 직접적 이득 또는 복지에 기여할 수 있을 것으로 예측되는 연구인 경우**. 개별 소아에게 직접적인 이득을 줄 수 있으나(또는 피험자 복지에 기여할 수 있는 시술) 최소 위험 이상에 해당되는 처치나 시술인 경우라면 다음의 경우에만 승인할 수 있습니다. (1) 피험자에게 예상되는 이득을 고려할 때 노출되는 위험에 타당성이 있으면서, (2) 예상되는 이득 대비 위험이 다른 대안적 치료법에 비추어 최소 긍정적 경우에만 승인할 수 있습니다. 연구에 속한 개별 환자군은 적절한 위험-이득 균형을 이루고 있어야 하며, 각각의 환자군이 가지고 있는 치

료의 특장점에서도 상호 균형을 이루고 있어야 합니다. 대안적 치료에는 연구가 아니라면 이용할 수 있는 모든 방법이 포함되어야 합니다. 소아가 연구 시험에 참여해서 불이익을 당해서는 안 된다는 것이 일반적인 원칙입니다. 자신의 아이를 연구에 참여시키는 부모 결정 과정은 임상에서 보통 마주하게 되는 위험 이득 결정 과정과 동일해야 합니다.

- **최소 위험에 준한 위험**(only a minor increase over minimal risk)**을 가진 처치나 시술을 포함하고 있으나 참여하는 소아의 직접적인 이득이나 복지에 기여하지 못하는 연구인 경우**. 이런 연구가 IRB 승인을 받을 수 있는 조건은 다음에 한정합니다. (1) 최소 위험에 준한 위험인 경우, (2) 피험자가 경험하는 해당 처치나 시술은 의료 또는 치과, 심리학적, 사회적, 교육적 상황에서 보여지는 실제 (또는 예상되는) 경험과 비슷한 정도인 경우, (3) 해당 질환이나 상태에 대한 이해와 개선에 일반화될 수 있는 중요 지식을 얻을 가능성이 있는 경우입니다.

세 기준 모두 소아 승낙서와 부모 혹은 보호자의 허락을 얻기 위해서 적절한 준비가 이루어져 합니다.

만약 해당 연구가 이 세 가지 기준에 해당하지 않는다면, IRB는 연구를 부결시키거나 미 보건복지부 장관 또는 미 FDA 청장에게 보고해서 특별 심사 패널로 넘겨야 합니다. 지역 IRB는 "해당 연구가 소아 건강이나 복지에 영향을 주는 중요 문제에 대한 이해 또는 예방, 완화를 도움을 주는 연구"인지를 먼저 결정해야 하며, 이후 연방 패널에 회부해야 합니다(45 CFR 46.407(a)).

최소 위험과 최소 위험에 준한 위험

연방 수준에서 논의되고 있는 가이드라인에서는 소아 참여 연구에서 최소 위험이란 정상이면서 건강한 평균적인 소아가 일상 생활에서 겪는 위험 수준이라고 해석하고 있습니다. 위험에는 불편과 모욕, 당혹감, 사생활, 비밀유지 등 연구와 관련된 모두 잠재적 위해를 포함합니다. 시술이 최소 위험인지 여부를 단순히 통계적으로 판단할 수 없으며, 시술과 관련된 위험이 최소화되었다는 이유만으로 보장될 수도 없습니다. 최소 위험이란 연구가 아닌 상황에서도 부모들이 일반적으로 자신의 아이들이 노출되는 것을 허용할 수 있는 사회적(또는 규범적)으로 허용 가능한 위험 정도이며, 이를 허용 가능한 위험 수준(a permissible level of risk)이라고 합니다.

건강한 소아도 일상 생활에서 다른 수준의 위험을 경험합니다. 최소 위험을 보통의 건강한 정상 소아가 통상 노출되는 사회적으로 (또는 규범적으로) 허용 가능한 위험이라고 지정하는 의미는 다음과 같습니다. 다른 연령대의 소아가 경험하는 다른 강도의 위험을 고려해야 한다는 의미입니다. 그러나 일상 생활을 하는 도중에 상이한 위험에 노출될 수 있다는 사실을 이유로 들어, 위험 강도를 높이는 것은 정당화할 수는 없습니다. 생활 환경이 좋지 않아 일상에서 겪게 되는 위험이 큰 경우에도 소아가 처한 환경의 고위험 수준을 최소 위험으로 해석되어서도 안됩니다.

"일상 생활, 일상적인 신체검사나 심리검사에서 발생하는"이란 문구를 수행되는 실제 과정에서 해석하기보다는 등가의 위험(an equivalence of risk)으로 해석해야 합니다. 최소 위험 연구란 시험이나 절차와 연관된 위험 확률과 정도가 건강한 정상 소아가 일상 생활에서 통상적으로 부딪히는 사건 위험을 말합니다. 또한 부모가 자신의 건강한 평균 아이들에게 허용하는 사회적으로 (또는 규범적으로) 허용 가능한 사회적 (규범적) 위험과 동등하거나 더 크지 않은 경우입니다.

최소 위험에 준한 위험(a minor increase over minimal risk)이란 최소 보다 약간 더 큰 위험이나 소아의 건강이나 복지에 중요한 위협이 되지 않는 위험을 말합니다. 최소 위험을 설명할 때는 정상의 건강한 보통 소아가 일상 생활에서 부딪히는 위험을 지칭했습니다. 이와 달리 최소 위험에 준한 위험에서 허용 가능한 위험 수준을 설명할 때는 최소 위험보단 위험 증가가 약간 있으나 특정 장애나 질환을 가진 소아가 일상 생활에서 경험하거나 경험이 예상되는 처치나 시술의 위험과 비슷한 정도를 말합니다. 일부 소아는 질병 관리와 치료 도중에 상당한 위험과 불편이 있는 침습적 시술을 경험합니다. 그러나 개별 피험자에게 직접적 이득을 제공하지 않는다면, 최소 위험에 준한 위험 이상의 위험은 부당합니다. 이러한 위험 수준은 연구 참가자 질병 이해에 중요하며 일반화 가능한 지식을 얻는데 필요해야 합니다.

장애 또는 상태

장애(disorder) 또는 상태(condition)라는 단어는 연구피험자 집단의 일련의 특성을 말합니다. 통상 특정 질병(disease)이나 진단(diagnosis)이라는 단어보다 더 광범위하게 사용될 수 있습니다. 일반적으로 소아에게 영향을 주는 신체적 (또는 사회적) 상태와 진단 검사나 신체 검사를 근거로 한 질병 발생 위험과 같은 구체적인 특성을 표현하는 데 이용될 수 있습니다. 예를 들면 미숙아, 유아기, 청소년기, 가난, 취약한 물리적 환경에서 생활, 교정 시설 수용, 또는 미래 질병에 대한 유전적 소인을 갖는 것 등을 연구계획서에서 장애나 상태로 간주할 수도 있습니다. 해당 연구계획서에는 직접적인 이득 없이 최소 위험에 준한 위험(a minor increase over minimal risk)이 승인될 수 있는 전후 사정과 환경이 명시되어야 합니다.

부모 허락 없는 소아 연구의 IRB 승인

미 연방법에 따르면 부모의 허락 없이 진행하는 연구는 다음으로 한정하였습니다(45 CFR 46.408(c)). 우선 (방치되었거나 학대 받은) 피험자를 보호하기 위해서는 부모 허락이 타당한 조건이 아닌 피험자 연구로, 해당 연구에 피험자로 참가한 어린이를 보호할 수 있는 적절한 조치가 대안으로 마련되어야 하며, 동의 면제가 연방법과 주법에 상충되지 않는 경우라면 IRB가 승인 여부를 결정할 수 있다고 하였습니다. 또한 부모가 인지하지 못한 상태에서 청소년 동의로 심의할 수 있는 연구로, 피임제 사용 또는 성병 치료, 알코올과 약물 남용 치료 등과 같은 시술과 치료를 포함된 청소년 참여 연구에 많은 IRB가 부모 허락을 면제하기도 합니다. 그러나 미 FDA에서는 미 FDA 규제 제품을 이용한 연구에서 부모 허락을 면제하지 않고 있습니다.

소아 승낙

승낙은 "연구 참여에 대한 소아의 긍정적 동의"라고 정의됩니다(45 CFR 46.402(b)). 시술이나 처치에 소아가 수동적으로 체념하는 것을 승낙으로 간주해서는 안됩니다. 미 연방법에서는 충분한 정보에 근거한 승낙(informed assent)에 무엇이 필요한지 구체적으로 명시되어 있지 않습니다. 또한 승낙이 가능한 연령도 구체적이지 않습니다. 승낙은 소아 이해 수준에 맞추어 진행되어야 합니다.

소아가 승낙할 수 있는지 여부를 결정하는 데 있어서 IRB는 넓은 재량권을 가지고 있습니다. 또한 다음 상황에서는 소아 승낙을 면제할 수도 있습니다. 소아가 승낙할 능력이 없는 경우, 연구가 아니면 얻을 수 없는 직접적인 이득을 제공할 가능성이 있는 연구인 경우(소아의 의견보다 우선하는 부모 권한 범위에 속함), 또는 부모 허락이 면제될 수 있는 조건인 경우입니다. 소아 승낙을 어떻게 문서화할지에 대해서도 IRB는 상당한 재량권이 있습니다.

참고

국내법의 관련 조항

1. 의약품 임상시험 관리기준([별표4] 개정 2014.8.21) 제6호가목1) 에 따르면, IRB의 업무로서 취약한 시험대상자에 대해 임상시험 참여 이유가 타당한지 검토하도록 명시하고 있습니다.

> **안전**
> 임상시험 심사위원회(이하 "심사위원회"이라 한다)는 대상자의 권리 복지를 보호하고, 취약한 환경에 있는 시험대상자의 임상시험 참여 이유가 타당한지 검토하여야 한다.

2. 생명윤리 및 안전에 관한 법률(법률 제12844호, 2014.11.19) 제3조 5에 따르면, 인간대상연구에서 취약한 대상자 보호의 원칙을 제시하고 있으며, 동법 제10조 ③의 3에 따르면, 기관위원회(IRB)에서 생명윤리 및 안전을 위해 취약한 연구대상자 등의 보호 대책 수립 활동을 수행해야 하는 것으로 명시하고 있습니다.

3. 생명윤리 및 안전에 관한 법률 시행규칙(보건복지부령 제283호, 2015.1.5) 제14조 1항에 따르면, 대리인의 동의를 받아야 하는 연구대상자로 [아동복지법] 제3조제1호의 아동을 명시하고 있습니다.

4. 의약품 임상시험 관리기준([별표4] 개정 2014.8.21) 제3호나목에 따르면, 임상시험에서 예측되는 위험과 불편을 충분히 고려하여 대상자 개인과 사회가 얻을 수 있는 이익이 그 위험과 불편보다 크거나 이를 정당화할 수 있다고 판단되는 경우에만 임상시험을 실시하여야 한다고 기본원칙을 제시하고 있습니다.

5. 의약품 임상시험 관리기준([별표4] 개정 2014.8.21) 제6호가목7) 및 제7호아목13),14)에 따르면, 비치료적 임상시험을 대상자의 대리인 동의로 실시하려는 경우 IRB는 임상시험의 윤리적 측면을 충분히 검토하도록 명시하고 있으며 시험자는 이에 따라 허용한 범위 내에서 시험을 실시할 수 있다고 명시하고 있습니다.
   7) 비치료적 임상시험(Non-therapeutic Trial)을 제7호아목13)에 따라 대상자의 대리인의 동의로 실시하려는 경우 심사위원회는 제출된 임상시험 계획서와 그 밖의 관련 문서 등이 임상시험의 윤리적 측면을 충분히 고려하고 있는지 여부 및 제7호아목14)에서 정한 사항을 준수하고 있는지 여부를 검토하여야 한다.
   13) 제30조제1항제4호 본문에도 불구하고, 다음 사항 모두에 해당하는 비치료적 임상시험은 대상자의 대리인의 동의를 받아 실시할 수 있다.
      가) 눈가림이 필요한 임상시험으로서 대상자 본인의 동의를 받는 임상시험방법으로는 임상시험의 목적을 달성할 수 없을 것
      나) 대상자에게 예상되는 위험이 낮을 것
      다) 대상자의 복지가 침해될 가능성이 미미하고 낮을 것
      라) 대상자 본인의 동의를 받지 않은 임상시험에 대한 심사위원회의 검토 및 임상시험 실시승인이 있을 것. 이 경우 심사위원회는 해당 검토 내용을 임상시험 실시 승인통보서에 적어야 한다.
      마) 관계 법령에 따라 해당 임상시험의 실시가 금지되지 않을 것
   14) 비치료적 임상시험은 심사위원회가 인정하는 경우를 제외하고는 임상시험용 의약품의 적응증을 갖고 있는 환자에게만 실시하여야 한다. 이 경우 시험책임자 및 시험담당자는 면밀히 대상자를 모니터링해야 하고, 만일 대상자에게 부당한 위협이 가해지는 것으로 판단되면 즉시 대상자에 대한 임상시험을 중지하여야 한다.

참고 문헌

Protection of Human Subjects, 45 CFR. pt. 46 (2009).

수감자 참여 연구의 법적 이슈

CHAPTER 3-13

Christopher J. Kratochvil, Ernest D. Prentice, Bruce G. Gordon, and Gail D. Kotulak

수감자 참여 연구

수감자 참여 연구는 모든 연구에 적용되는 IRB 승인 요건을 따라야 합니다. 또한 연방 법에서는 수감자 참여 연구가 IRB 승인을 받기 위해서는 다음 사항을 포함하도록 하고 있습니다.

- 수감 시설이라는 제한된 선택 공간을 고려해야 하며, 연구 참여로 인한 잠재적인 이득은 어떠한 경우에도 강압적이지 않아야 한다.
- 연구 참여 위험은 비수감자 연구피험자도 받아들일 만한 수준의 위험과 동일해야 한다.
- 수감 시설에서 연구피험자 선정 절차는 모든 수감자에게 공정해야 하며, 교정 당국이나 수감자들의 자의적인 개입(arbitrary intervention)에서 자유로워야 한다.
- 연구 참여는 가석방 결정에 영향을 미치지 않아야 한다.

연방 법에서는 다음과 같이 수감자를 추가적인 보호 장치가 필요한 취약한 환경의 연구피험자 집단으로 정의하고 있습니다.

> "수감자"는 비자발적으로 처벌 기관에 갇혀 있거나 억류되어 있는 사람을 의미합니다. 이 용어는 형법이나 민법에 근거하여 관련 기관에 복역하도록 선고를 받은 사람과 법령에 의해서 시설에 구류된 사람, 형사 고발/처벌 기관 감금을 대신하여 제공되는 기관에 억류되어 있는 사람, 그리고 법원 심리나 재판, 선고가 있을 때까지 잠시 억류되는 사람을 모두 포함합니다.

연방법(45 CFR 46) C항목에서 제기되는 어려움 중 하나는 '수감자'의 정의입니다. 감금(incarceration)을 대신하여 이루어지는 다른 방법(예를 들어 전자 모니터링을 하면서 가택 연금을 하는 경우)은 C 항목이 작성되던 당시에는 존재하지 않았습니다. 또한 수감자 정의를 만족하지 못하는 경우가 다수 있는데, 예를 들어 가석방자나 보호관찰 피험자, 지역 사회내 비거주 치료 프로그램(nonresidential treatment program)에 출석 명령을 받은 사람, 사회 복귀 훈련 시설 판결을 받은 사람이 있습니다. 이들도 모두 자유에 대한 침해와 잠재적 강제성이 존재할 수 있으므로, 설사 C 세부항목에 의해서 보호를 받을 수 없는 연구피험자라 하더라도 "취약한 집단이 관여된 연구에 존재하는 특수한 문제들에 대해서 잘 인지하고 있도록" 요구하고 있는 A 항목 규정에 따라 추가 보호 조치가 제공되어야 합니다(45 CFR 46.111(a) (3)).

IRB의 구성

연방 규정 45 CFR 46.304(a)(b)에 따르면, 수감자 연구 심의 IRB는 특별한 방식으로 구성되어야 합니다. 위원회에는 적어도 한 명 이상의 수감자 또는 적절한 배경과 경력을 가지고 수감자를 대변할 위원이 포함되어야 합니다. 수감자를 대상으로 한 신규과제 초기심사, 지속심사, 변경 및 이상반응 심사 등 모든 심사에서 수감자를 대변할 위원이 포함되어야 합니다. 만약 이미 승인된 계획서에 참여한 연구피험자가 연구 시작 후 갑자기 수감자가 되었다면, 해당 연구계획서와 동의서를 수감자를 대변할 위원이 참석한 가운데 다시 심사해야 합니다. IRB가 수감자 포함에 대해 재승인하지 않는 한, 새로 수감된 연구피험자는 연구에서 탈락되어야 합니다. 다만, OHRP에서 중요한 예외 하나를 허용하는 지침을 제시한 적이 있는데 다음과 같습니다. "피험자가 감금된 상황에서라도 연구에 계속 참여하는 것이 연구피험자에게 최선의 이익이 된다고 연구책임자가 강하게 주장한다면, C 규정이 충족될 때까지 연구피험자가 연구 참여를 지속할 수 있는지 여부를 IRB 위원장이 판단할 수 있다"(OHRP, 2003년).

수감자 연구에 대한 IRB 승인 기준

다른 모든 종류의 연구와 마찬가지로, 수감자 연구 또한 수감자가 참여하지 않는 연구에 적용되는 일반적인 윤리 강령 및 규정의 요건을 준수해야 합니다. 이 요건은 다음과 같습니다.

- 피험자에 대한 위험 최소화
- 피험자에 대한 위험이 예상되는 이익과 비교하여 합당한 수준
- 공정한 연구피험자 선정
- 충분한 설명을 기반으로 한 동의 획득과 문서화
- 피험자 안전을 확보하기 위한 수집된 데이터 모니터링 대책
- 피험자 사생활 보호 및 데이터 기밀 유지에 관한 적절한 대책

연방법에서는 수감자 연구를 승인하기 전에 충족되어야 하는 추가 요건을 두어, 수감자에 대한 보호 조치를 다음과 같이 요구하고 있습니다.

1. 심사 대상 연구는 45 CFR 46.306(a)(2)의 규정에 따른 연구 범주 중 하나이어야 합니다.
2. 수감 시설에서의 일상적인 생활 조건과 의료 서비스, 음식 수준, 편의 시설과 시설에서 돈을 벌 수 있는 기회와 비교하였을 때, 수감자의 연구 참여로 인해 얻게 되는 잠재적인 이익이 연구 위험을 신중히 검토할 수 있는 능력을 저해할 정도이어서는 안 된다.
3. 연구 참여 위험은 비수감자 연구피험자도 받아들일 만한 수준의 위험과 동일해야 한다.
4. 수감 시설에서 연구피험자 선정 절차는 모든 수감자에게 공정해야 하며 교정 당국이나 수감자들의 임의적인 개입으로부터 영향을 받지 않아야 한다. 대조군 선정은 해당 연구 과제에 요구되는 특성에 맞는 모든 수감자들 중에 무작위로 선정되어야 한다. 단, 연구책임자가 IRB에 다른 방식의 연구 절차 진행에 대한 정당성을 입증하는 경우는 제외한다.
5. 연구피험자 집단이 이해할 수 있는 정보가 전달되어야 한다.

6. 가석방 위원회(parole board)에서 가석방 여부를 결정할 때 수감자가 연구에 참여했다는 사실을 고려하지 않도록 해야 한다. 또한 연구 참여자에게는 연구참여가 자신의 가석방에 어떠한 영향도 미치지 않는다는 점을 미리 명확하게 알려야 한다.
7. 수감자 연구 종료 후 추적 조사나 참여자 보호조치가 필요하다고 IRB가 판단할 경우, 개별 수감자의 구형 기간을 고려하여 해당 조사나 보호 조치가 이루어지도록 적절한 대책을 마련되어야 한다. 해당 사실을 참여자에게 고지할 수 있는 절차도 마련되어야 한다.

7번 요건을 보면 연구자 또는 기관, 의뢰자가 연구 참여 후 수감자/가석방자에게 어떤 식으로, 어느 정도까지 보호조치를 제공해야 하는지에 대해서는 명확하게 언급하고 있지 않습니다. 이 부분은 장기간 많은 비용이 드는 지속 치료를 해야 하는 암환자나 AIDS 환자 연구에서 문제가 될 수 있습니다.

수감자 연구는 46.101(b)항에 따라 IRB 심사 면제 대상이 될 수 없습니다. 또한 46.110항에 따라 신속심사가 가능하다 할지라도, OHRP에서는 수감자나 수감자를 대변하는 위원이 참석한 IRB 정규심사에서 수감자 연구가 심사되어야 한다고 권고하고 있습니다.

정의를 희생할 수 있는 보호

앞에서 기술한 일곱 가지 추가 보호 장치는 연구에 참여하는 수감자의 권리와 복지를 보호하기 위하여 만들어졌으나, 역설적으로 수감자의 연구 참여 권리를 제한하기도 합니다. 이러한 결과가 나타나게 된 이유는 아마도 수감자의 연구 참여 자기 결정권과 연구 참여 이익에 제한을 두고자 하는 해당 법령의 온정주의적 성향(paternalistic) 때문일 것입니다. 벨몬트 정의의 원칙에서 연구 이익과 부담을 모두 공정하게 분배하도록 요구하고 있습니다. 만약 연구 참여에 관한 수감자 결정 능력을 부정한다면, 벨몬트의 인간 존중의 원칙을 위반하는 것입니다. 수감자 참여 연구를 심사할 때 IRB는 이러한 균형을 섬세히 고려해야 합니다.

참고

국내법규 관련 조항은 다음과 같습니다.

약사법 (법률 제13219호, 2015.3.13) 제34조 3항에 따르면, 국내에서 수감자는 불가피한 경우에만 제한적으로 임상시험 대상자로 선정할 수 있습니다.

> 사회복지시설 등 총리령으로 정하는 집단시설에 수용 중인 자(이하 이 호에서 "수용자"라 한다)를 임상시험 등의 대상자로 선정하지 아니할 것. 다만, 임상시험 등의 특성상 수용자를 그 대상자로 하는 것이 불가피한 경우로서 총리령으로 정하는 기준에 해당하는 경우에는 수용자를 임상시험 등의 대상자로 선정할 수 있다.

참고 문헌

Protection of Human Subjects, 45 C. F. R. pt. 46 (2009).

위약 대조군 연구

CHAPTER 3-14

Robert Amdur

위약 대조군 연구의 윤리적 평가

위약 대조군 연구의 윤리성을 평가하는 과정은 다음과 같습니다.

- 위약이 표준치료를 대신하여 사용되나요? 표준치료에 추가되나요?
- 표준치료가 효과적인가요?
- 표준치료 독성이 심해 환자들이 거부할 정도입니까?
- 표준치료 대신 위약을 사용하면, 비가역적인 위해와 심각한 고통을 초래하나요?
- 위약 반응율을 정확하게 측정할 수 있나요?
- 합리적인 사람의 기준(reasonable person standard)을 적용하여 이타주의 신뢰성을 평가하십시오. 평범한 이타주의와 위험회피 정도를 가진 합리적인 사람이라면, 해당 연구에서 무작위로 배정되는 것에 동의하고 미래의 환자들에게 이득을 주려고 할까요?

의학연구에서 위약은 윤리적 논란의 핵심에 위치하고는 합니다. 일각에서 연구디자인을 달리 하면 비슷한 사회적 가치를 가지면서 연구 참가자 노출 위험도 줄일 수 있다고 하면서 비윤리적이다고 주장하는 사람도 있고, 이와 달리 위약 사용을 통해 효과도 없는 약물이 시장에 나오는 위험으로부터 사회를 보호할 수 있어 윤리적으로 타당하다는 논박도 있습니다. 그림 3-14.1은 위약 대조군을

그림 3.14-1

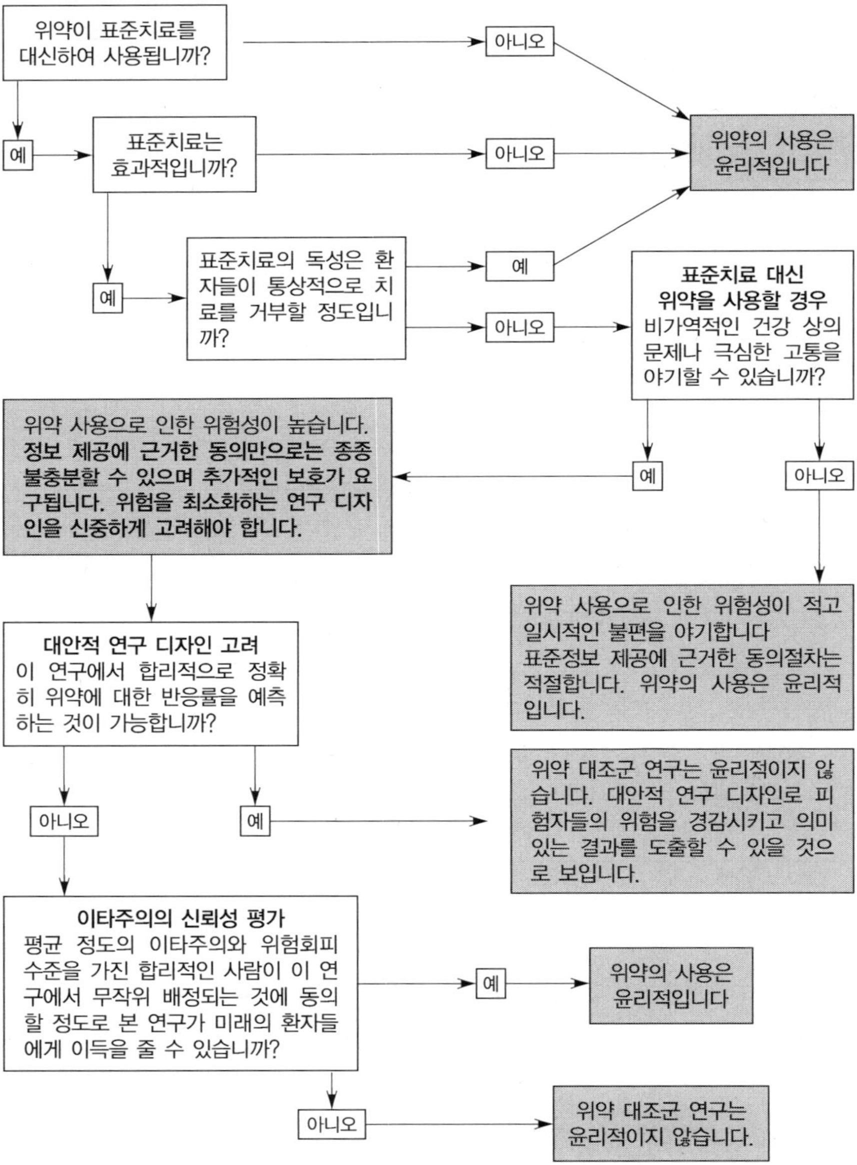

출처: Amdur, R., & Biddle, C. J. (2001). 위약 대조군 연구의 윤리성를 평가하기 위한 알고리즘. *International Journal of Cancer*, 96(5), 261–269.

포함한 임상 연구를 심의할 때, IRB 위원의 윤리적 평가에 도움을 주는 결정흐름도(decision algorithm)를 보여주고 있습니다.

표준치료를 대신하는 위약 사용

위약 대조군 연구에서 윤리성을 평가하는 단계는 다음과 같습니다. 첫째, 위약이 표준치료를 대신하여 사용하는지를 확인하는 것입니다. 표준요법으로는 적극적인 치료, 지지요법, 또는 치료하지 않을 경우(no treatment) 모두를 포함합니다.

위약 치료의 문제점은 해당 질환에 특별한 역할이 없는 치료에 환자를 노출시킨다는 것입니다. 기존의 치료가 유익한 경우, 이 치료 대신 위약을 사용하는 것은 비윤리적일 수 있습니다(may be unethical). 그러나 표준요법에 위약을 추가하는 경우(즉 위약 추가 또는 단계적으로 적용)는 윤리적으로 문제가 없습니다(no ethical problem).

표준치료의 효능

두 번째 사항은 표준치료가 효과적인지를 판단해야 합니다. 효과적인 치료가 없는 상황에서 표준치료가 가지는 가치는 논란이 있는 게 당연합니다.

표준치료로 수명이나 삶의 질이 의미 있게 향상되지 않는다면 그리고 피험자가 표준치료를 대신해서 위약을 사용하는 연구라는 사실을 충분히 숙지한 후 연구에 등록된 경우라면 윤리적입니다. 그러나 표준치료가 연구대상자에게 효과가 있다고 주치의가 판단하고 있다면, 표준치료를 대신해 위약을 사용하는 것이윤리적인지는 추가 쟁점 사항을 함께 고려해서 평가해야 합니다.

표준치료의 독성

주어지는 치료의 잠재적인 이득을 평가할 때, 효능과 독성 모두를 고려해야 합니다. 표준치료가 효과가 있다고 하더라도, 표준치료의 독성으로 통상적인 치료를 거부하거나 임상의가 치료를 권장하지 않는 경우가 있습니다.이에 대한 정보를 충분히 제공 받은 피험자들에게 표준치료를 대신해 위약을 사용하는 연구는 윤리적입니다.

일시적인 불편과 비가역적인 위해

최근 많은 문헌들에서 위약 사용 요건으로 일시적인 불편(temporary discomfort)과 비가역적인 위해(irreversible harm)를 구별하는 게 중요하다고 강조하고 있습니다. 위약 치료로 인한 위험성이 큰 연구에 참여를 고려할 때 연구참여로 인한 위해와 다른 대안에 대해 확실히 이해하고 판단했다는 사실을 보장할 수 있는 추가 조치가 취해져야 합니다.

연구 참여로 인한 위해가 큰 경우, 동의 절차에서 사소한 실수도 없어야 합니다. 사소한 실수조차도 해당 연구가 가지는 윤리성에 큰 손상을 주게 될 것입니다. 위약 사용이 비가역적이고 심각한 위해를 야기하는 경우, 해당 연구질문에 대하여 의미 있는 정보를 얻으면서 연구피험자들에게 더 작은 위험을 노출시키는 대안적 연구 디자인 능력이 무척 중요합니다.

대안적 연구 디자인의 고려

윤리 기준의 기본은 피험자들의 위험을 최소화하며 예상되는 이득에 비추어 노출되는 위험이 타당하도록 디자인하는 것입니다. 위약 논쟁의 주된 포인트는 새로운 치료법의 효능을 평가하는 데 있어 제3의 대안적 연구 디자인이 유용한지에 대한 것입니다.

사회 전체적으로 보았을 때는, 위양성 결과가 도출될 가능성을 최소화하는 것도 필요합니다. 임상시험 결과의 과학적인 수준은 연구 결과가 어느 정도 설득력을 가지느냐에 있습니다. 연구 수준과 위약 대조군 적용이라는 두 가지 테마는 복잡한 논란이 있는 주제입니다. 주요 쟁점은 위약을 사용하여 생성된 결과와 활성 대조군을 이용하여 생성된 결과의 가치 비교에 있습니다. 이 내용은 이 책의 범위를 넘어서는 것입니다. 위약 반응률(placebo response rate)을 합리적이고 정확하게 추정하는게 가능한지가 핵심입니다.

합리적인 사람의 기준(reasonable person standard)을 적용하여 이타주의 신뢰성을 평가

위약 사용으로 엄청난 고통이나 비가역적인 위해 가능성을 증가시키는 의약학적 연구라면, 위약 사용이 정당성을 확보하는 유일한 방법은 미래에 존재할 인류에게 이득을 줄 정보를 얻기 위해서는 현재 피험자에게 노출된 위험성이 증가할 수 밖에 없다고 주장하는 것입니다. 이러한 주장에 반론은 주요 연구 윤리 지침을 보면 사회를 위해 개인이 희생해서는 안 된다고 강조하고 있다는 점입니다. 물론 한 개인의 복지와 사회 전체의 이득 사이에 균형이 허용 가능한 상황(trade-off)은 존재하지만, 연구피험자로 참여하도록 권유받는 대상자가 개인적 가치에 기반하여 허용 가능한 것(acceptable)과 허용될 수 없는 것(unacceptable)을 결정했다면 이를 인정해야 합니다.

위험이 증가할 가능성이 아무리 높아도, 한 개인의 연구 참여 이유로 이타주의가 존재할 수 있다는 것에 논란의 여지는 없습니다. 그러나 이타주의를 인정하기 위해서는 충분한 정보 제공에 근거한 완전하고 자발적인 동의가 전제되어야 합니다. 이러한 논쟁을 이해할 때, 우리는 현존하는 문헌들이 언급하고 있는 관점을 이해할 필요가 있습니다. 많은 논문에서는 대부분의 임상 현장에서 윤리적인 연구의 필수 조건인 충분한 정보 제공에 근거한 동의(informed consent)을 충족시키는 것은 어렵다라고 말하고 있습니다. 이 주제에 대한 연구들을 보면, 유효한 동의서에 서명했지만 피험자가 참여하는 연구에 대해 충분한 정보 제공에 근거한 동의에 필요한 요소를 완벽하게 이해하지는 못했다는 게 공통적입니다. 현재의 피험자와 미래 환자의 복지 사이의 균형이 허용 가능한 수준을 결정할 수 있는 공식은 없습니다. Baruch Brody는 임상 연구 윤리성을 평가하기 위해 '합리적인 사람'이라는 기준을 제안했는 데, 위약 사용에 대한 토론의 전후 과정을 살펴보면 '합리적인 사람' 기준을 통해 무작위 배정/위약 대조군 연구는 다음 두 가지 조건들이 모두 충족된 경우만 정당합니다.

1. 피험자가 무작위 배정되는 것에 명확하게 동의했다, 그리고
2. 평범한 이타주의와 위험회피 정도를 가진 합리적인 사람이라면, 해당 연구에서 무작위로 배정되는 것에 동의했을 것이다.

제1상 암 임상시험

CHAPTER 3-15

Matthew Miller and Robert Amdur

제1상 암 임상시험

제1상 암 임상시험은 피험자들에게 직접적인 이득이 예상되지 않는 상황에서 상당한 독성을 나타날 수 있는 디자인입니다.

- 제1상 암 임상시험에 참여하는 이유가 치료와의 혼동(Therapeutic misconception, 해당 연구가 도움이 되도록 디자인되었을 것이라는 잘못된 믿음) 때문인 경우가 종종 있습니다.
- 동의서에 포함되어야 하는 표준 문구는 다음과 같습니다.

  목적: 이 시험의 목적은 극도의 병적 상태를 초래하지 않고 견디어 낼 수 있는 ______의 최고 용량을 찾는 것입니다.

  위험: 이 시험에서 _____ 용량은 극도의 병적인 상태가 될 때까지 증량될 것입니다. 경험하게 될 부작용을 모두 예측하는 것은 불가능합니다.

  이득: 이 시험은 해당 암을 치료하기 위해서 수행되고 있는 것이 아닙니다. 제1상 임상시험은 피험자에게 이득을 주기 위해 계획되지도 않았으며, 이득을 제공할 것으로 예측되지도 않습니다. 제1상 임상시험의 주 목적은 신약의 최대 내약량을 결정하는 것입니다. 미래의 사람들에게 도움이 될 정보가 수집되길 기대할 뿐입니다.

환자 대상 임상시험에서 발생하는 기본적인 갈등은 과학적 목적과 임상 치료 목적 사이의 본질적인 상충입니다. 제1상 암 임상시험 피험자들은 말기 암환자입니다. 또한 임상시험의 과학적 목적은 암의 치료, 관해(remission), 완화가 아닌 독성을 초래하는 것입니다. 이러한 이유로 제1상 임상시험은 가장 본질적이고 강력한 갈등적 요소를 가지고 있습니다. 환자들이 신체적 이득을 얻고자 제1상 시험에 많은 수가 등록한다는 경험에 비추어, 이러한 연구 계획서는 IRB 심사에서 가장 어려운 계획서입니다. 생명윤리학자 Benjamin Freedman은 근본적인 쟁점을 아래와 같이 요약하였습니다.

> 신약 X의 제1상 임상시험은 X의 안전성과 효능에 관한 시험이라고 일컬어지고 합니다. 독성 시험을 안전성 시험이라고 부르면서, 위해가 없고 세상에서 가장 멋있는 낙천적 견해를 반영하기조차 합니다. 또한 이러한 시험을 효능시험이라고 부르는 것도 잘못된 것입니다. X 약물을 시험해 보지도 않았기 때문에 X 약물의 작용을 기대할 수도 없기 때문입니다. (Freedman)

배경

새로운 항암제를 개발하는 과정을 보면, 세포 배양과 동물 모델에서 가능성을 보인 약들을 언젠가는 인체를 대상으로 연구하게 됩니다. 제1상 임상시험을 살펴 보면, 말기 암환자에게 인체가 견딜 수 있는 최대 약물 용량을 알기 위해 약제를 투여하는 연구입니다. 그러나 해당 약물의 항암 효과에 대한 평가는 제2상, 제3상 임상시험의 목표입니다. 즉 제1상 임상시험의 목표는 아닙니다.

제1상 임상시험의 용량-독성정보는 보통 신약(또는 기존의 약물들의 새로운 조합)을 3~6명 환자들의 코호트를 대상으로 증량 투여하여 수집하게 됩니다. 만약 심각하나 가역적인 독성(serious but reversible)이 환자 일정 비율(흔히 최대용량을 투여 받은 코호트 중 1/3 정도)에서 나타나면 임상시험은 종료됩니다. 대부분의 반응이 최대 내약 용량의 80~120%에서 발생되기 때문에, 초기 시점의 코호트에서는 피험자 독성의 위험이 가장 낮습니다. 동시에 임상 반응이 나타날 가능성도 가장 낮습니다. 이렇게 코호트별 용량 증량 계획은 자신이 최대 이득(예: 항암효과를 극대화할 수 있는 용량을 투여 받을 것)을 받을 것이라고 기대하는 환자들의 생각과 상충됩니다.

치료와의 혼동

치료와의 혼동을 밝혀 낸 많은 분량의 논문이 존재합니다. 제1상 암 임상시험에 참여하여 얻을 수 있는 임상적 이득은 거의 없습니다. 다만, 약물의 독성을 견딜 수 없을 때까지 용량을 증량하는 연구가 디자인될 뿐입니다. 그러나 제1상 암 임상시험 피험자 대부분은 시험 주목적이 자신들에게 이득이 있을거라 생각하고 시험에 등록했다고 말하고 있습니다.

IRB에 심의 시 권고안

1. 해당 연구 약물이 다른 시험 센터에서도 동시에 평가되고 있는지를 확인합니다. 이전의 제1상 임상시험들을 반복하는 경우거나, 동일 약제 다른 시험으로 진행되는 제1상 임상시험을 승인해서는 안됩니다.
2. 연구 주제와 무관한 부가적 요소를 근거로 한 제1상 연구계획서는 정당성이 없습니다. 연구에 참여하면 피험자가 받게 되는 의료의 질이 더 높아질 것이라는 주장으로 연구 디자인의 윤리적인 단점들을 무마시켜서는 안됩니다.
3. 연구와 환자 치료 간의 구분을 명확히 해야 합니다. 모든 문서에서 연구 활동과 환자 치료 활동 사이에 구별을 모호하게 하는 단어를 사용해서는 안됩니다. 피험자들의 동의를 구하는 유사 문자 사용도 삼가야 합니다.
4. 위험과 이득에 대한 오해를 없애기 위해 최선을 다해야 합니다. 잠재적인 피험자들에게 제1상 임상시험들은 독성을 결정하기 위해서 디자인된 것이다는 사실과, 심각한 독성이 피험자 일부에게 나타날 것이다는 사실, 직접적인 이득을 얻는 것은 불가능에 가깝다고 내용을 말해 주어야 합니다.
5. 동의서에 다음과 같은 표준 용어가 들어 있도록 요구해야 합니다.

   목적: 이 시험의 목적은 극도의 병적 상태를 초래하지 않고 견디어 낼 수 있는 ________의 최고 용량을 찾는 것입니다.

   위험: 이 시험에서 ______ 용량은 극도의 병적인 상태가 될 때까지 증량될 것입니다. 피험자간 약물용량이 다르고, 각 개인의 신체가 견딜 수 있는 약물용량이 다를 수 있기 때문에, 경험하게 될 부작용을 모두 예측하는 것은 불가능합니다.

   이득: 이 시험은 암을 치료하기 위해 디자인되지 않았고, 암을 치료하기 위

해 실시되지도 않습니다. 이전의 경험을 근거로, 이 시험에 참여시 더 나아지거나 더 오래 살 가능성은 거의 없습니다. 미래의 사람들에게 도움이 될 정보가 수집되길 기대할 뿐입니다

참고 문헌

Freedman, B. (1996). The ethical analysis of clinical trials: New lessonsfor and from cancer research. In H. Y. Vanderpool (Ed.), *The ethics of research involving human subjects: Facing the 21st century*(pp. 319 338). Frederick, MD: University Publishing Group.

보험 정보 이전과 책임에 관한 법률

CHAPTER 3-16

Robert Amdur and Elizabeth A. Bankert

IRB 위원과 HIPAA

- 연구 신청서가 IRB에 제출되기 전, IRB 행정 전문가와 위원장은 해당 연구 계획서가 HIPAA에 부합되는지를 확인해야 합니다.
- HIPAA 요구사항이 해당 기관 동의서 템플릿에 들어 있어야 하며, 추가 동의서 형태로라도 포함되어 있어야 합니다.
- 위 두 항목들은 심사 전에 모두 완료가 되어 있어야 하며, HIPAA 요구사항이 IRB 회의 때마다 논의되지 않도록 해야 합니다.

HIPAA는 '건강보험 정보 이전과 책임에 관한 법' 의 약어입니다. HIPPA의 주 목적은 이직(移職)을 한 직장인들이 벌칙 없이 새 직장에서 건강 보험을 획득할 수 있게 하고(이전), Medicare 청구 과정에서 사기와 낭비 요소를 감소시키기 위한 목적입니다(책임). HIPAA에 규정된 기준에는 특정 상황에서 환자 정보 저장과 이동에 대한 부분도 추가 포함하고 있습니다.

HIPAA 규정에 따라 미 보건복지부(HHS)는 2003년 4월과 2005년 4월 시행된 사생활과 보안에 대한 법률(the Privacy Rule and the Security Rule)을 제정하였습니다. 이 법령에는 이전 HIPAA에서는 요구하지 않았던 피험자 참여 임상 연구에 필요한 문서화를 상세히 명시하고 있습니다.

IRB 심사에 영향을 주는 HIPAA 필수 항목에 관한 참고 문헌은 마지막에 수록된 출판물을 참고하시면 됩니다. 정보 제공 차원으로 두 가지 부분을 언급한다면, (1) 보호 대상 보건의료 정보(protected health information)를 사용하는 경우, 동의 면제를 받기 위해서 필수적으로 요구되는 사항이 추가되었습니다. (2) 피험자 자료 사용에 관한 구체적인 정보가 동의서에 포함되어 있어야 한다는 것입니다. HIPAA로 권한 부여(authorization), 사전 연구심사(review preparation to research), 식별 자료(identified data), 자료 사용 동의가 필요한 제한된 자료 묶음(limited data set with a data use agreement) 및 사업관련계약 등의 개념이 IRB 행정 용어에 도입되었습니다. 일부에서는 HIPAA만을 다루는 개별위원회를 두고 있는 경우도 있고, IRB가 해당 업무를 담당하도록 요청하는 경우도 있습니다. 어느 경우든 상당히 복잡해서 IRB 회의 심사 안건으로 올라와서는 안됩니다. 이보다는 오히려 정책과 절차들을 통해 필수 항목이 정착되어야 하며, IRB에서 요구되는 동의서 템플릿 언어와 정보에 스며들어 있어야 합니다.

참고 문헌

Muhlbaier, L. H. (2006). Health insurance portability and accountabilityact and research. In E. Bankert & R. J. Amdur (Eds.), *Institutional review board: Management and function* (2nd ed.).Sudbury, MA: Jones and Bartlett.

National Institutes of Health. (2004). *Research repositories, databases, and the HIPAA privacy rule*. NIH publication No. 04-5489. Retrieved from http://privacyruleandresearch.nih.gov/research_repositories.asp